U0271040

李晓清医生讲给孩子的第一本护眼书

李晓清 著

北京出版集团
北京出版社

图书在版编目（CIP）数据

李晓清医生讲给孩子的第一本护眼书 / 李晓清著. —
北京：北京出版社，2022.10
ISBN 978-7-200-17482-3

Ⅰ. ①李… Ⅱ. ①李… Ⅲ. ①眼—保健—儿童读物
Ⅳ. ①R77-49

中国版本图书馆CIP数据核字（2022）第195777号

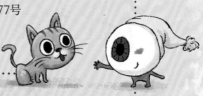

李晓清医生讲给孩子的第一本护眼书
LI XIAOQING YISHENG JIANG GEI HAIZI DE DI-YI BEN HUYANSHU

李晓清　著

出　　版　北京出版集团
　　　　　北京出版社
地　　址　北京北三环中路6号
邮　　编　100120
网　　址　www.bph.com.cn
总 发 行　北京出版集团
经　　销　新华书店
印　　刷　三河市天润建兴印务有限公司
版印次　　2022年10月第1版　　2023年7月第2次印刷
开　　本　710毫米×1000毫米　1/16
印　　张　6.75
字　　数　54千字
书　　号　ISBN 978-7-200-17482-3
定　　价　29.80元

如有印装质量问题，由本社负责调换
质量监督电话：010-58572393

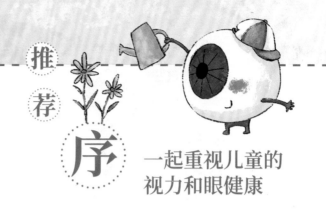

推荐序

一起重视儿童的视力和眼健康

　　儿童时期是视觉发育的重要阶段，也是视觉损害易于发生的敏感阶段，儿童视力问题，尤其是儿童近视患病率逐年攀升、近视低龄化问题，已经严重危害了青少年的健康成长，成为了全社会关注的焦点。

　　儿童视力保护和眼病防治要从孩子一出生抓起。儿童弱视、斜视需要早期发现、早期干预，近视低龄化的遏制也需要尽早开始。视觉与眼健康知识的普及则是儿童视力保护与眼病预防的重要基础。现在，已经有越来越多的眼科和小儿眼科工作者积极投身于眼健康科普知识的传播，为儿童眼健康事业贡献自己的力量。

　　北京大学第一医院小儿眼科李晓清主任医师撰写的这本儿童健康科普书，图文并茂，通俗易懂，生动有趣，是一本很适合儿童与家长一起阅读的科普读物，相信一定会帮助孩子和家长们掌握眼健康知识，助力呵护孩子的眼健康！

　　希望全社会都能行动起来，一起重视儿童的视力和眼健康，使我国的儿童青少年能够健康成长，未来成为国家建设发展的栋梁！

全国斜视与小儿眼科学组主任委员、天津市眼科医院副院长

教授

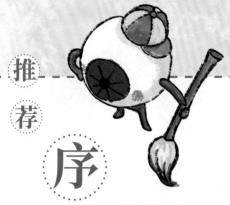

推荐序

共同呵护
孩子的眼睛

儿童青少年近视已成为重要的公共卫生问题，到 2050 年，近视将对全世界 50 亿人造成影响！近视不仅给个人生活带来不便，高度近视也是致盲的高危因素，容易导致青光眼、白内障等眼病。新生儿刚出生时视力只有光感，儿童的眼睛和视觉功能是逐步发育成熟的，0～6 岁是儿童眼球结构和视觉功能发育的关键时期，也是儿童青少年近视预防控制的重要时期。

《李晓清医生讲给孩子的第一本护眼书》介绍了眼睛的世界、眼睛的正常发育及眼睛发育过程中容易出现的问题，告诉家长 3 岁之内孩子的视力发育最迅速，是视觉发育的关键期，希望父母了解眼睛发育的相关知识，培养孩子从小养成健康用眼的行为习惯。

对于家长最为关注的近视问题，书中重点介绍了近视眼的主要表现，如何区分真假近视，并介绍了孩子出生后到10岁之前有200～300度生理性远视即远视储备。对于孩子近视了如何正确配戴眼镜，减缓近视进展的方法也有深入浅出的介绍。近视一旦出现就不可逆，所以如何预防近视非常重要，书中对于保证户外活动，控制近距离用眼时间，注意用眼距离和坐姿，书本字体、光线等内容都用图文并茂的方式为家长和孩子做了详细的解读。

　　总之，《李晓清医生讲给孩子的第一本护眼书》科学、专业、简练、通俗地让家长和孩子了解眼睛的结构、认知屈光发育、懂得近视问题、预防近视发生、发现视力异常、控制近视发展，对预防儿童青少年近视、保护视力健康具有非常重要的意义。

北京大学儿童青少年卫生研究所所长

教授　马军

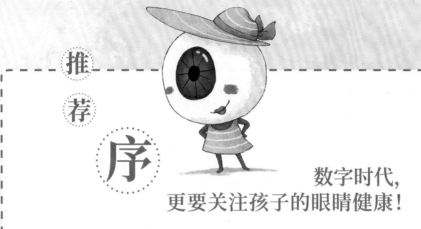

序

数字时代，
更要关注孩子的眼睛健康！

在数字时代，我们收获海量信息、全新体验的同时，也有了一个很重要的家庭养育新课题，就是数字时代下如何保护孩子的视力。现在孩子普遍"眼镜化"，儿童青少年近视已经成为现代家庭乃至全社会都关心的重要问题。

我是一名母亲，一直在关心儿童青少年的健康成长。在工作的过程中，我与《父母必读》杂志相遇，第一时间读到了《李晓清医生讲给孩子的第一本护眼书》。这是一本非常好看也好懂的科普书，从我们的眼睛是怎样看到世界的，近视、斜视、弱视是如何形成的，到预防近视的实用方法，常见眼病的护理方法等，都用简洁的文字和生动的插图表达出来，让孩子和家长阅读都毫无障碍。其中令我印象深刻的是，书中提到户外活动是防治近视最有效的方法。

数字时代，我们的生活方式有了很大的改变，因此更需要让孩子意识到身体健康是多么重要，希望大家都能养成积极运动的好习惯。

乒乓球世界冠军　刘国梁

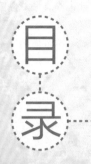

目录

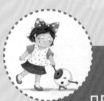

第一章
眼睛的世界

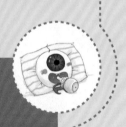

第二章
眼睛这样成长

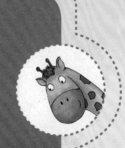

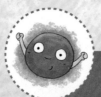

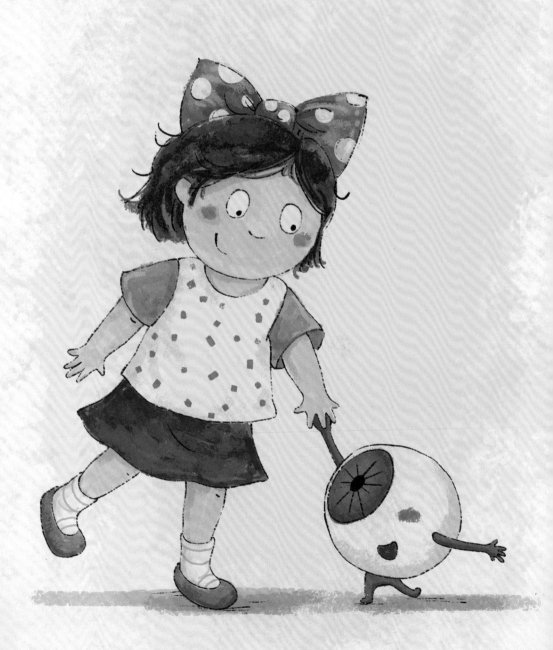

眼睛
是心灵的窗户，
人类通过眼睛
这个美丽的窗户
去观察
外部世界。

人与外界沟通获取的
所有外部信息中，
有 80% 是通过眼睛获得的。

第一章

眼睛的世界

眼睛就像一台精密的
"微型数码相机"。

外部景象
进入我们眼睛
这个"微型数码相机"内，
数码信号再传入
我们的大脑进行识别，
我们就能看到
美丽的景象了。

我们的眼睛是这样的

我们的眼睛是藏在由眶骨构成的"山洞"里的,这个"山洞"就叫眼眶。洞门口有"两扇门",就是我们的上下眼睑(眼皮)。眼睑可以遮挡外界的风沙、光线、干扰及其他伤害;睁开眼睑可以看,闭上眼睑可以休息,眨眼可以湿润眼球表面。

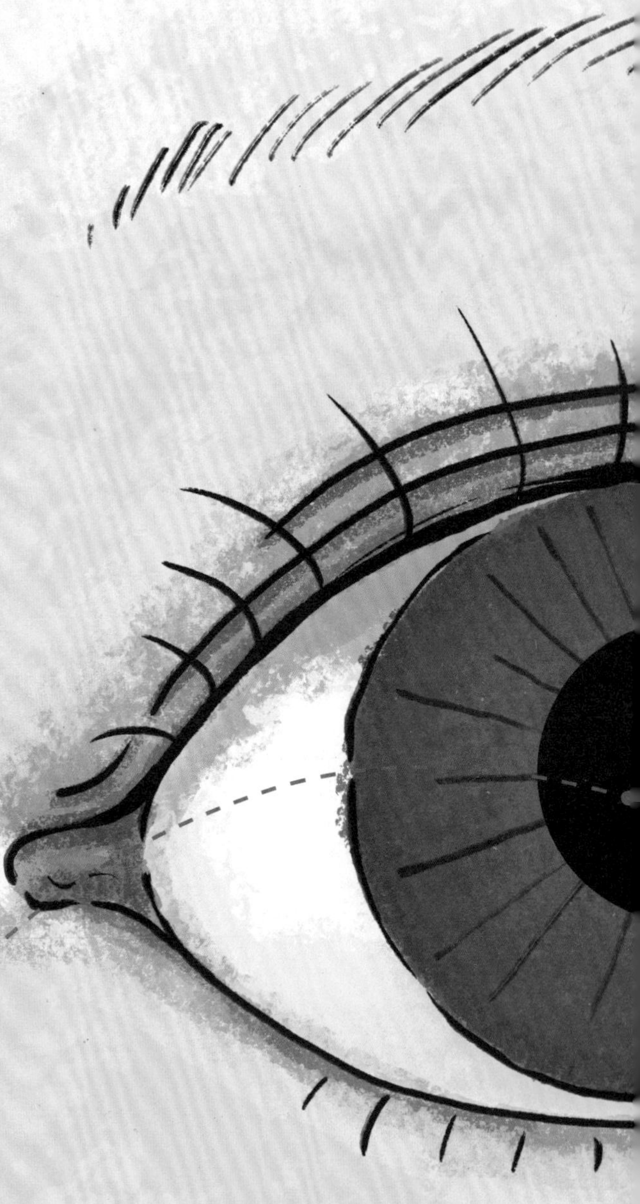

我们所说的黑眼球,
其实表面是透明的,
像圆弧形的玻璃窗,叫**角膜**;
外界光线可以透过它进入眼内。

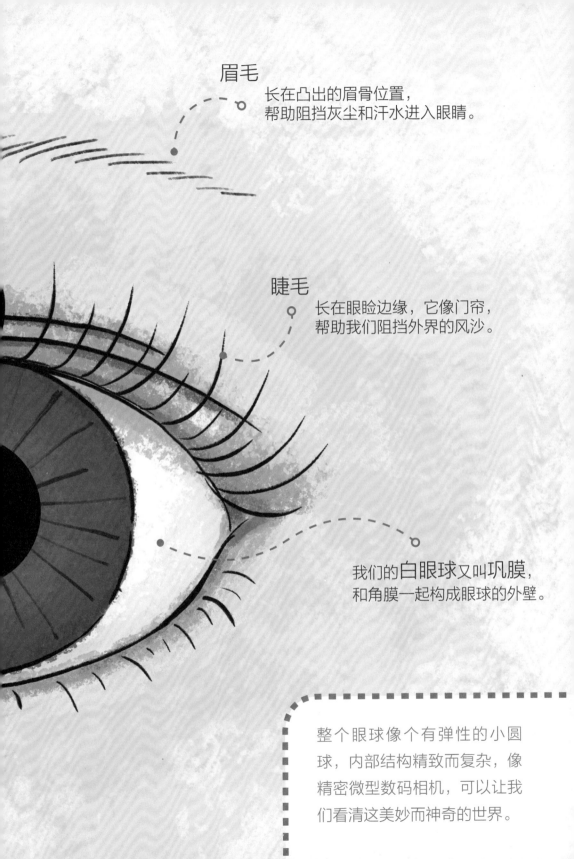

眉毛
长在凸出的眉骨位置，
帮助阻挡灰尘和汗水进入眼睛。

睫毛
长在眼睑边缘，它像门帘，
帮助我们阻挡外界的风沙。

我们的白眼球又叫巩膜，
和角膜一起构成眼球的外壁。

整个眼球像个有弹性的小圆
球，内部结构精致而复杂，像
精密微型数码相机，可以让我
们看清这美妙而神奇的世界。

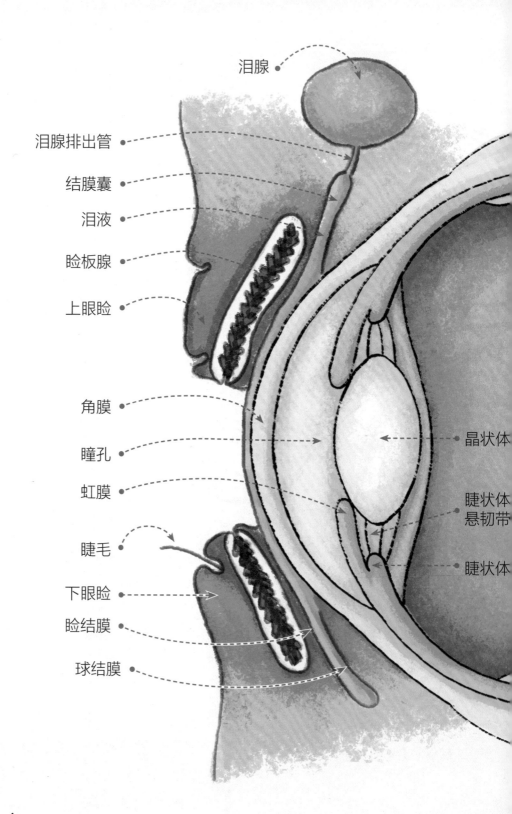

泪腺

泪腺排出管

结膜囊

泪液

睑板腺

上眼睑

角膜

瞳孔

虹膜

睫毛

下眼睑

睑结膜

球结膜

晶状体

睫状体
悬韧带

睫状体

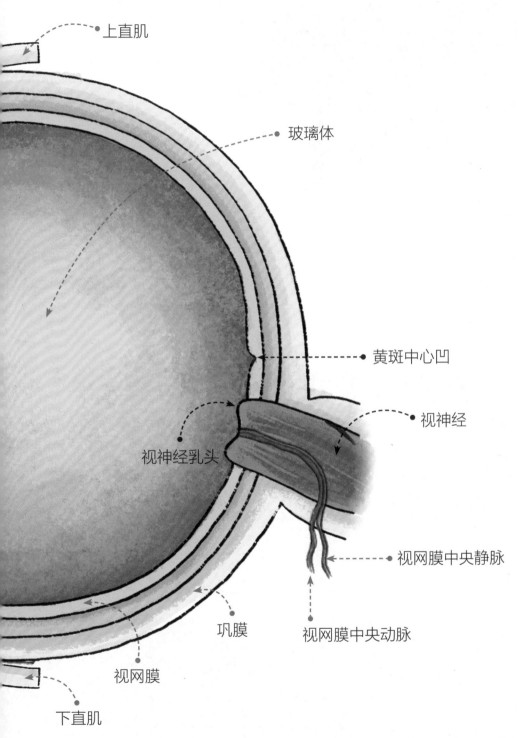

上直肌

玻璃体

黄斑中心凹

视神经

视神经乳头

视网膜中央静脉

巩膜

视网膜中央动脉

视网膜

下直肌

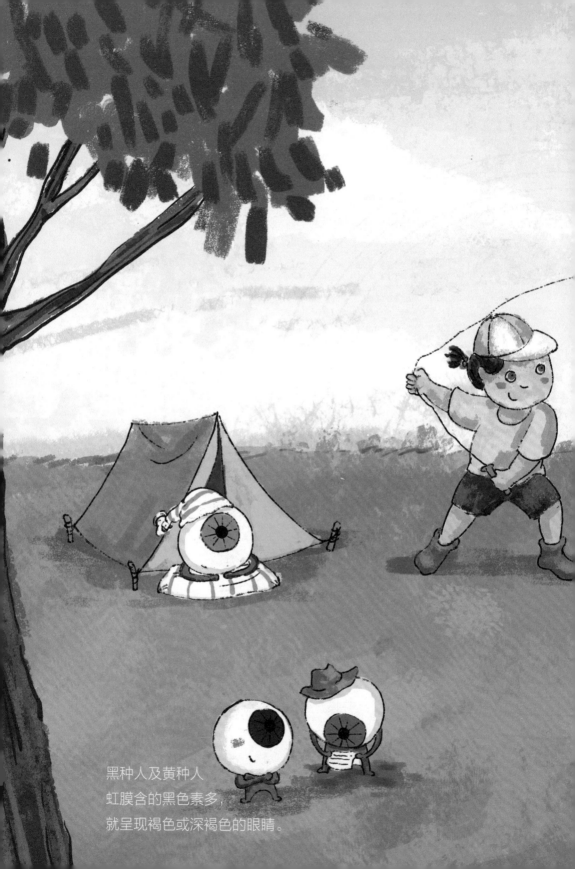

黑种人及黄种人
虹膜含的黑色素多,
就呈现褐色或深褐色的眼睛。

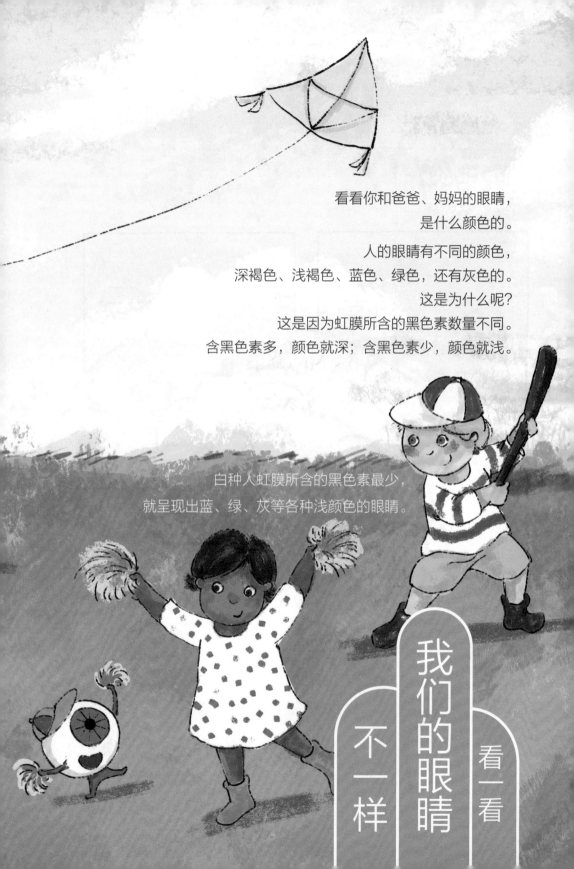

看看你和爸爸、妈妈的眼睛，
是什么颜色的。
人的眼睛有不同的颜色，
深褐色、浅褐色、蓝色、绿色，还有灰色的。
这是为什么呢？
这是因为虹膜所含的黑色素数量不同。
含黑色素多，颜色就深；含黑色素少，颜色就浅。

白种人虹膜所含的黑色素最少，
就呈现出蓝、绿、灰等各种浅颜色的眼睛。

看一看 我们的眼睛 不一样

分布于视网膜黄斑的视锥细胞
有感受红色、蓝色和绿色的三种细
胞，它们分别把红、绿、蓝三原色
的视觉信息传递到大脑。

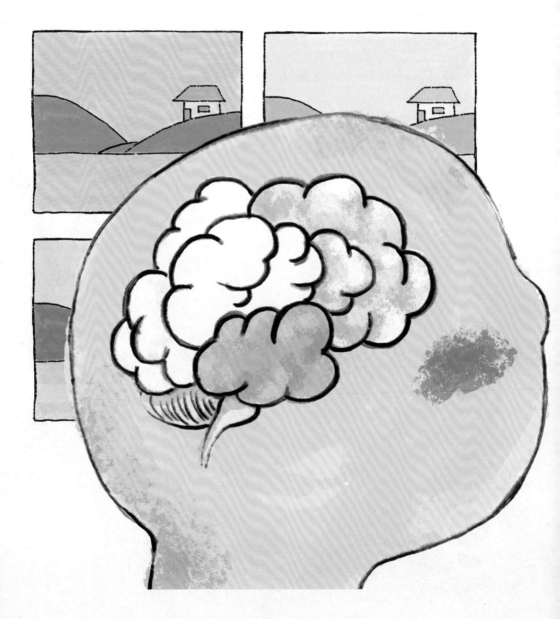

红、绿、蓝光的三原色以不同比例混合，
会产生各种颜色，
所以我们的大脑就可以分辨
各种不同的颜色了。

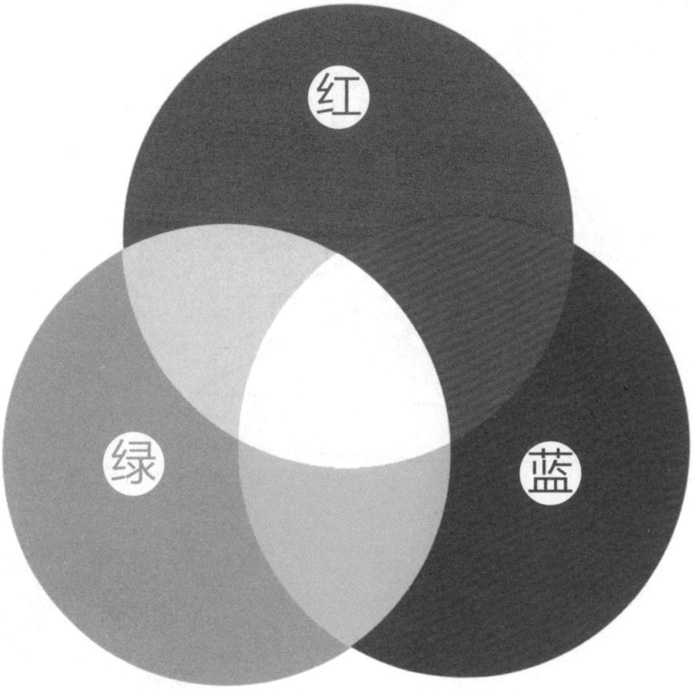

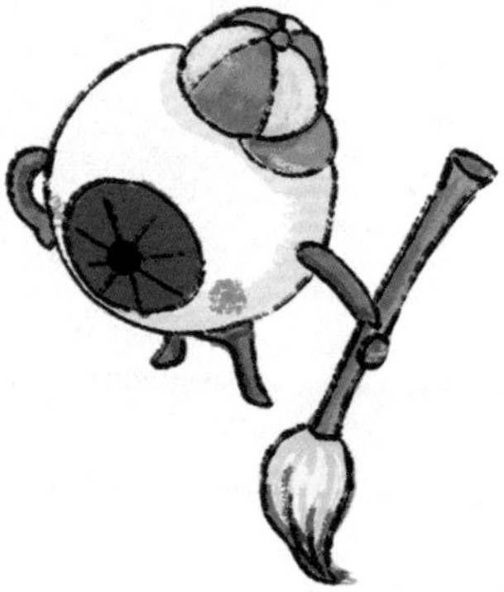

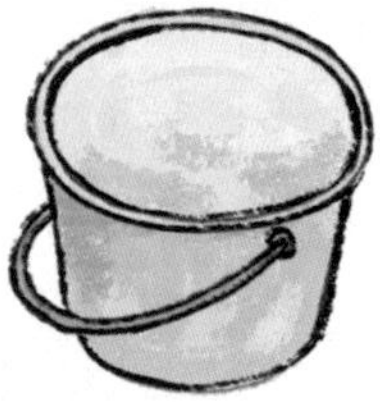

红

绿

蓝

色彩世界 奇妙的

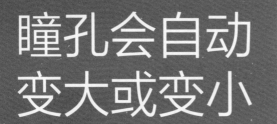

瞳孔会自动变大或变小

我们的瞳孔会自动变大或变小，瞳孔在暗处可以扩大到直径约8毫米那么大呢，在亮处又可以缩小至直径约2毫米那么小。

你看出来了吗？
我的瞳孔在明亮处也会缩成一条缝。

在明亮处，
我们的瞳孔会自然缩小，
使进入眼内的光线减少。
这样就可以保持我们眼内的光亮度适中，
不被强光损伤。

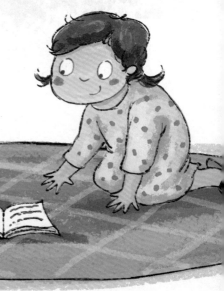

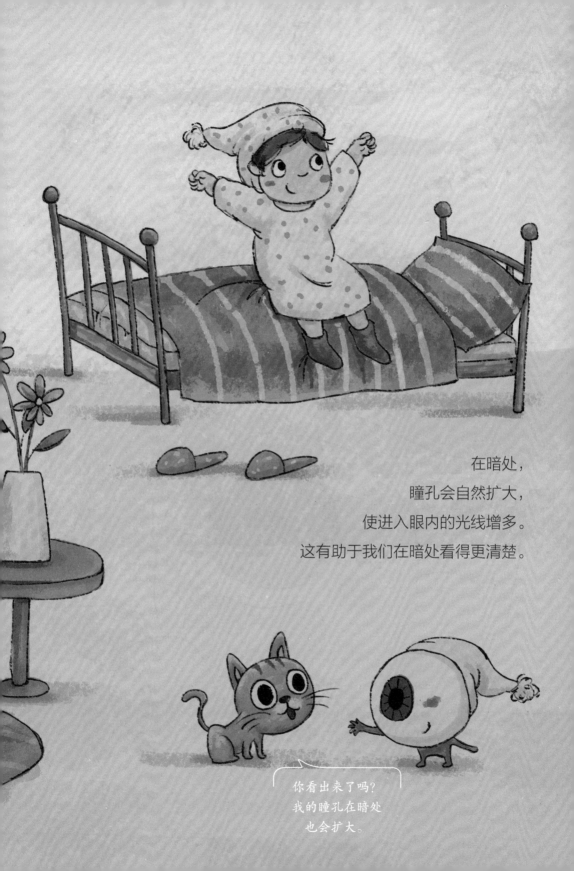

在暗处，
瞳孔会自然扩大，
使进入眼内的光线增多。
这有助于我们在暗处看得更清楚。

你看出来了吗？
我的瞳孔在暗处
也会扩大。

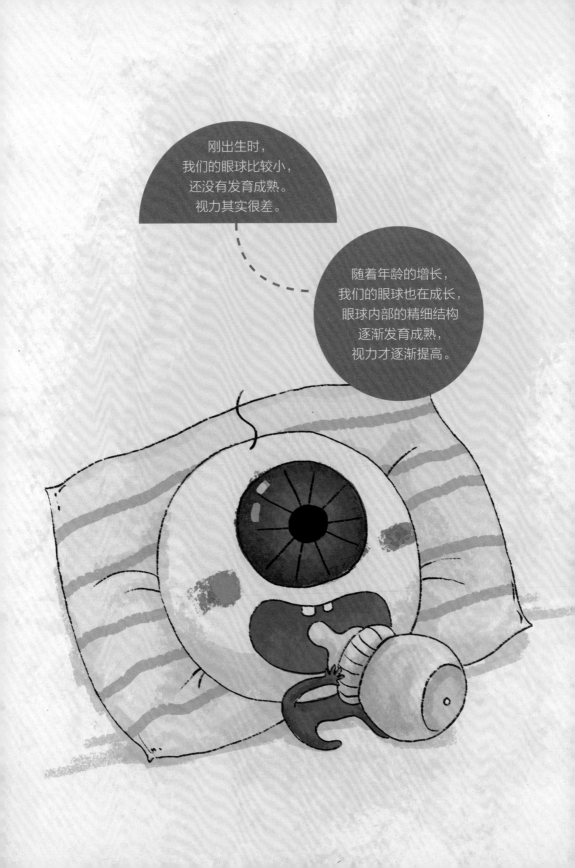

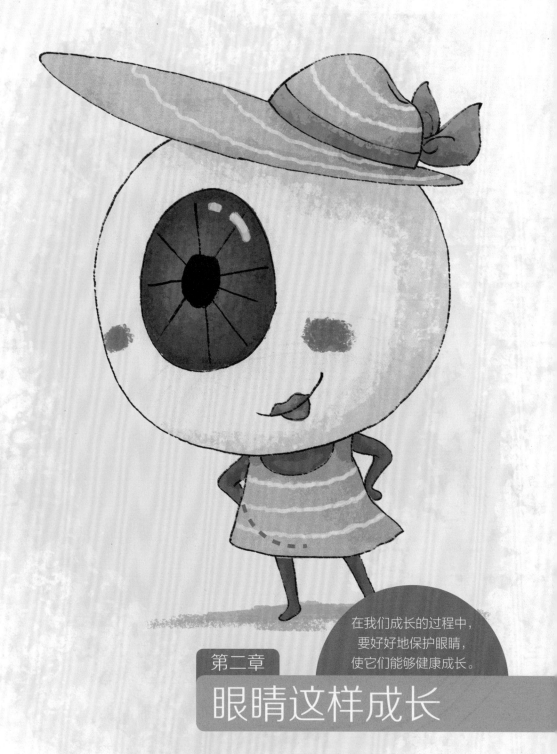

在我们成长的过程中，
要好好地保护眼睛，
使它们能够健康成长。

第二章

眼睛这样成长

眼轴的成长经历

哪里是眼轴?

眼轴 是指眼球的前后径长度,也就是从角膜中心前表面至眼球后极部视网膜表面的直线距离。

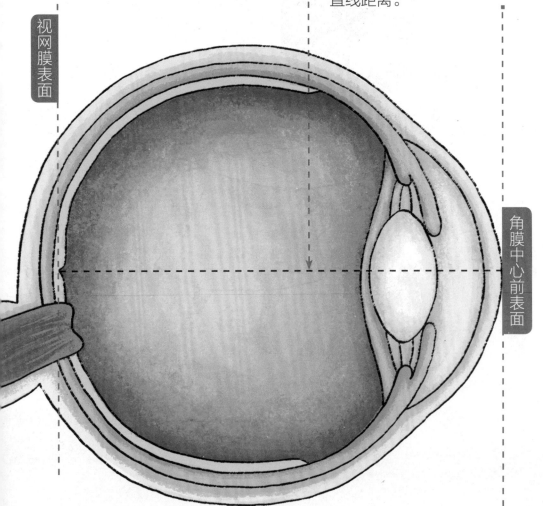

视网膜表面

角膜中心前表面

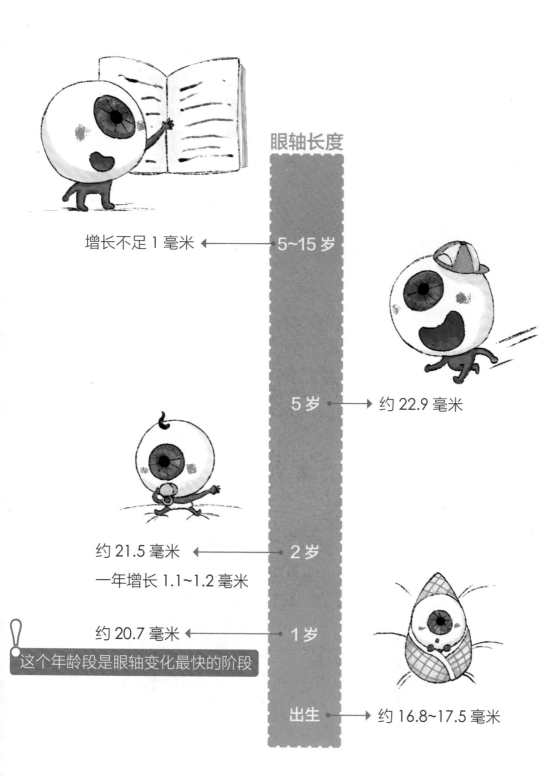

眼轴长度

增长不足 1 毫米 ← 5~15 岁

5 岁 → 约 22.9 毫米

约 21.5 毫米 ← 2 岁
一年增长 1.1~1.2 毫米

约 20.7 毫米 ← 1 岁
这个年龄段是眼轴变化最快的阶段

出生 → 约 16.8~17.5 毫米

角膜和晶状体在变化

随着年龄的增长，
眼球渐渐长大，
角膜由陡峭变扁平，
对光线的曲折力逐渐降低，
使影像能保持清晰。

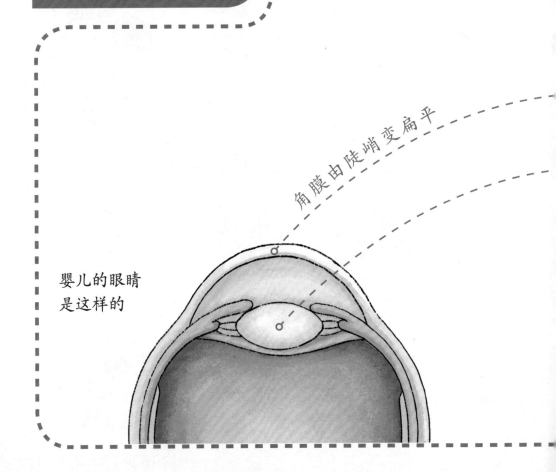

角膜由陡峭变扁平

婴儿的眼睛
是这样的

随着年龄的增长，

眼球渐渐长大，

晶状体也从凸变扁平，

曲折力也逐渐降低。

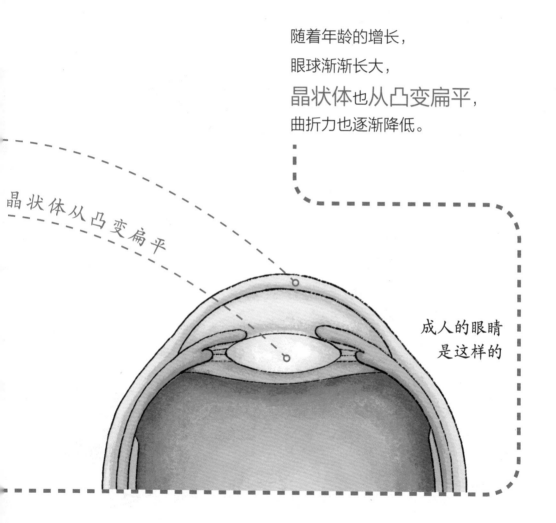

晶状体从凸变扁平

成人的眼睛
是这样的

视力的成长

刚出生时

视力很差，只有光感，最好视力也不超过 0.1。随着年龄增长，视网膜和黄斑发育成熟，视力也逐渐发育成熟。

3 **岁**之内

视力发育最迅速，是视力发育的关键期。

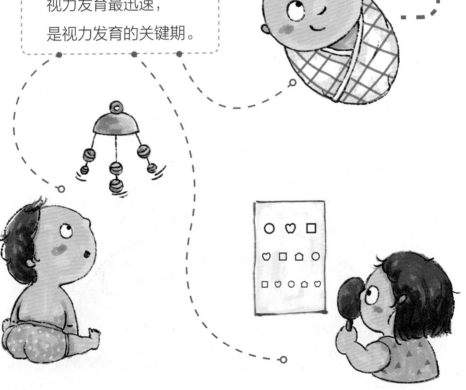

年龄	视力与视觉表现
新生儿	视力 ≤ 0.1
1~2 个月	看妈妈的脸，在 90 度范围内追视摇摆的小球
3 个月	可以看放在手里的东西，180 度追视眼前方的人或物
4 个月	开始抓、够东西，看手里的东西
5 个月	能分辨是熟人还是陌生人
6 个月	能盯视人或物，能稳定追视
9 个月	可以用手指拿捏看到的小球
12 个月	可以用手捏起细棉线
2 岁	可以将鞋带穿过小孔；视力达 0.2~0.3
3 岁	视力 ≥ 0.4
4~5 岁	视力 ≥ 0.5
6 岁以上	视力 ≥ 0.7
注意啦：不同的检测方法和检测距离，视力值可能会有差异哟	

6 岁之内

视力发育的可塑性比较强，是治疗弱视的黄金期。

12 岁之内

属于视力发育的可塑期，但年龄越大，可塑性越差。

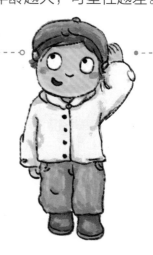

影响
儿童视力
正常发育的
主要因素

斜视：两眼不能同时注视一个目标，偏斜眼会使视力发育受阻。

高度屈光不正：比如高度远视、高度近视或较大的散光，视网膜不能清晰成像就会使视力发育受阻。

屈光参差：两眼视网膜成像清晰度不相等，成像更模糊的那只眼视力发育受阻。

形觉剥夺：比如先天性白内障，先天性青光眼，角膜白斑、混浊，上睑下垂，特别是单眼上睑下垂等，都会造成瞳孔光线被阻挡而使视力发育受阻。

你知道视力 1.0 和视力 0.1，
视物清晰度有什么不同吗？
试试吧，将视力数字与相应图片连接。

连连看 •

视力 **1.0**

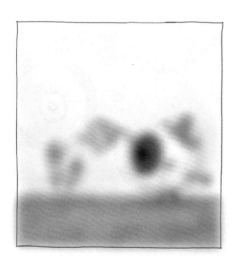 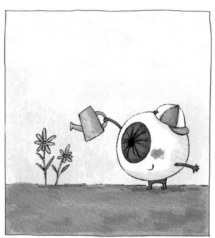

视力 **0.1**

成长中
眼睛
还会这样

从宝宝出生后至六七岁是视力发育的重要阶段，爸爸、妈妈要注意观察孩子有没有以下这些现象。如果有，要抓紧看小儿眼科医生，因为这些有可能影响孩子眼睛的发育，形成弱视。

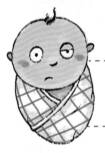

上睑下垂

上眼皮睁不开，
尤其是一只眼睛睁不开

瞳孔区发白

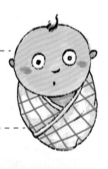

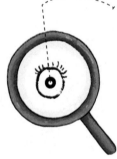

先天性白内障

一只眼睛（或两只眼睛）
瞳孔区发白

斜视

两眼不对称，一只眼偏斜

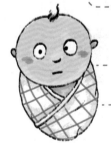

屈光参差或高度屈光不正

挡住一只眼，另外一只眼看不
清，或者两只眼都看不清，
看东西要凑近看

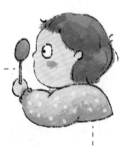

从小关注眼健康

❶ 爸爸、妈妈需要了解儿童视力与眼病的基本常识，以利于及时发现孩子眼睛的问题。

❷ 按时做眼保健筛查是及时发现问题的有效方法。

❸ 发现或怀疑孩子视力有问题，要尽早就诊，寻求专业医生的帮助。

❹ 创造良好视觉养育环境，晚上孩子入睡后，不要开小夜灯。

❺ 培养孩子良好用眼习惯，3 岁之前不看电子屏幕，6 岁之前少看电子屏幕。不把电子产品当保姆。

❻ 多到户外沐浴阳光，年龄越小越需要增加户外活动时间。

❼ 随时关注、清理孩子周围的锐器、腐蚀性物品、易燃易爆物品，防止发生致盲性眼外伤。

不少小朋友到眼科看病都被诊断为屈光不正。有的小朋友还戴上了眼镜。

第三章

眼睛怎么了?

屈光不正
是怎么一回事儿呢?

正视眼和屈光不正

在眼的调节完全放松的状态下，外界的平行光线（5米以外）进入眼内，经眼屈光系统屈折后，能聚焦在视网膜黄斑中心凹上，形成清晰物像，这就是正视眼。

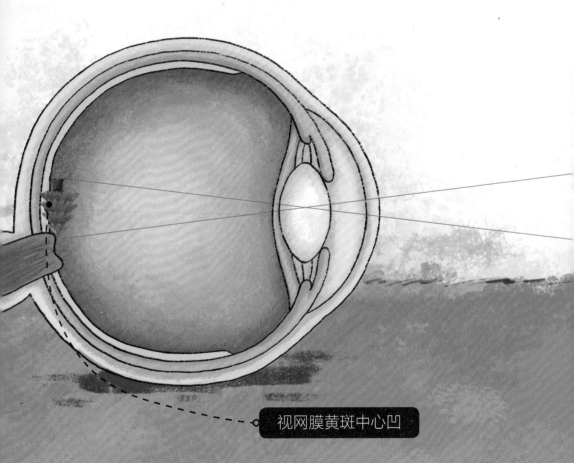

视网膜黄斑中心凹

如果不能聚焦在视网膜黄斑中心凹上，就是非正视眼，也称为屈光不正，包括近视眼、远视眼、散光。

正视眼看东西是清楚的。屈光不正眼看东西就可能不清晰了。

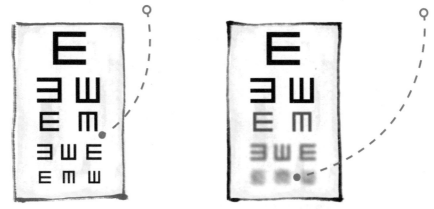

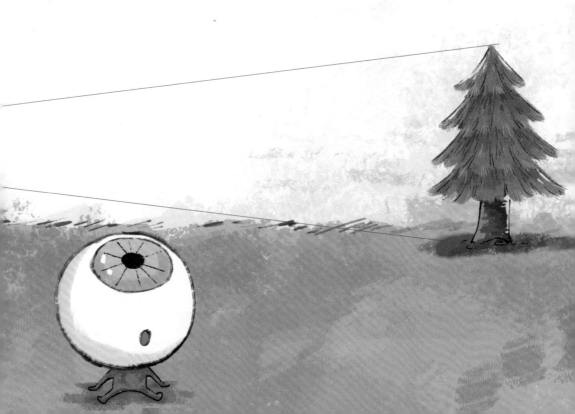

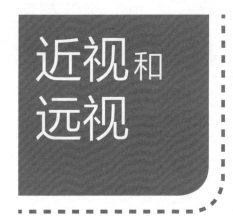

近视和远视

怎么近视了？

近视眼是在眼的调节完全放松的状态下，外界进入眼内的平行光线不能聚焦在视网膜上，而是聚焦在了视网膜前，视网膜上的成像是模糊的。轴性近视是由于眼轴过长而使光线不能聚焦于视网膜上。屈光性近视是因为晶状体或角膜屈光力（屈折力）过大，焦距变短而成像在视网膜之前。儿童、青少年绝大多数是**轴性近视**。近视眼看远处不清楚，**看近处清楚**。

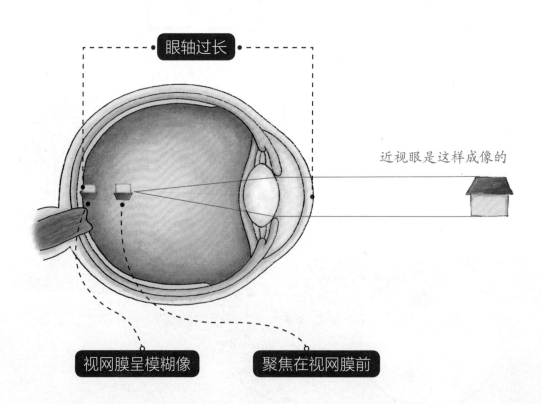

眼轴过长

近视眼是这样成像的

视网膜呈模糊像　　　　聚焦在视网膜前

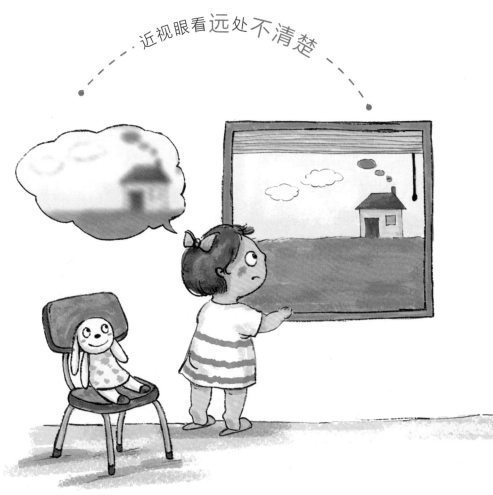

近视眼看远处不清楚

近视眼分级

近视程度	度数范围
轻度近视	< -3.00D
中度近视	-3.00~-6.00D
高度近视	> -6.00D

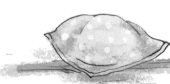

怎么远视了?

远视眼是在眼的调节完全放松的状态下,外界进入眼内的平行光线不能聚焦在视网膜上,而是聚焦在视网膜之后,视网膜上成像是模糊的。轴性远视是由于眼轴过短,焦点不能落在视网膜上。屈光性远视是由于晶状体或角膜屈光力(屈折力)下降,焦距较长而成像在视网膜之后。儿童绝大多数是轴性远视。

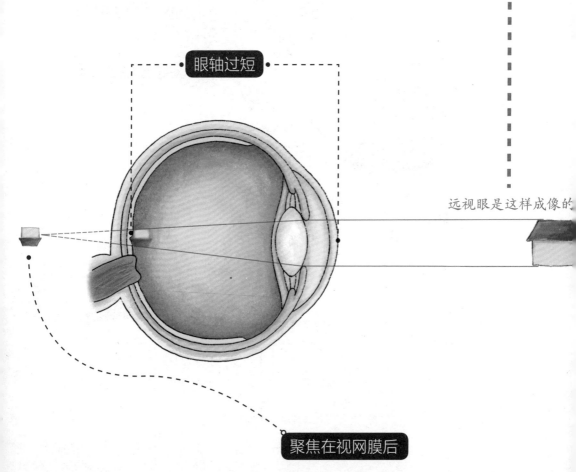

眼轴过短

远视眼是这样成像的

聚焦在视网膜后

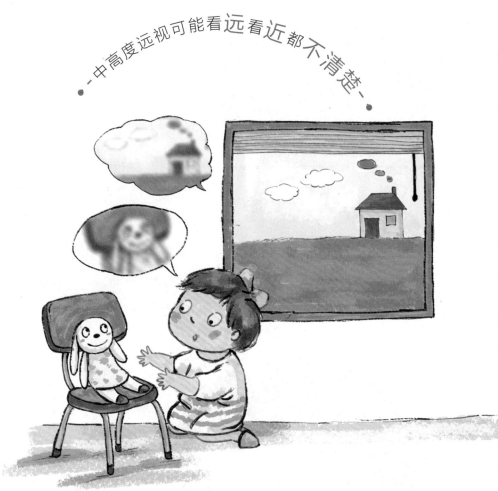

中高度远视可能看远看近都不清楚

远视眼分级

远视程度	度数范围
轻度远视	< +3.00D
中度远视	+3.00~+5.00D
高度远视	> +5.00D

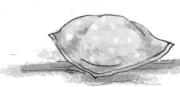

散光和屈光参差

散光是由于角膜或晶状体在两条或多条径线上弯曲度（曲率）不相同，导致光线进入眼内时不能聚焦在同一个视网膜焦点上，而聚焦于眼内前后不同的位置，视网膜上成像是模糊的。散光度数大，看远看近都不清楚。

轻中度散光，
度数范围 < 3.00D；
高度散光，
度数范围 > 3.00D。

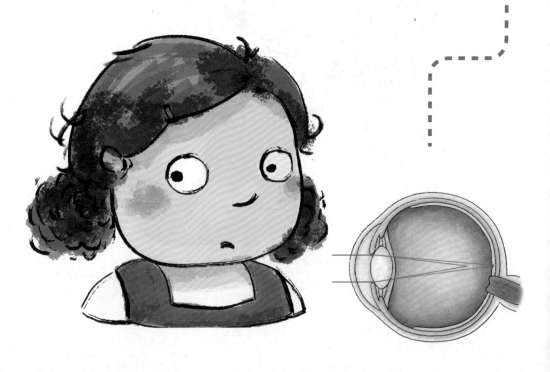

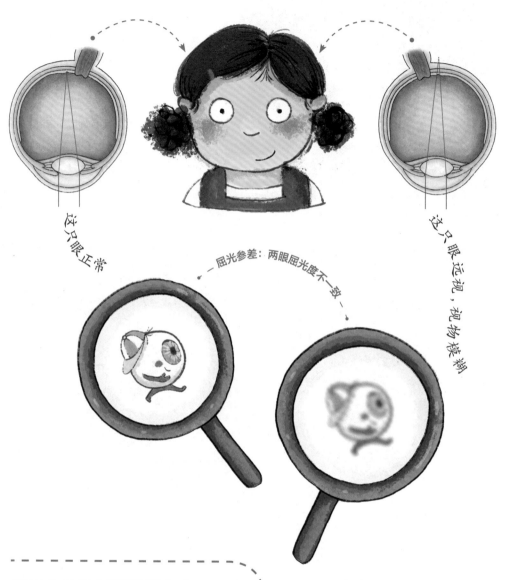

这只眼正常

这只眼远视，视物模糊

屈光参差：两眼屈光度不一致

屈光参差是指两眼屈光度不一致，无论是近视、远视还是散光，只要两眼屈光度有差异，都称为屈光参差。

两眼屈光度差异大会造成两眼成像清晰度不一致，屈光度高的眼睛视网膜成像模糊，有可能使视力发育受阻而形成弱视。

戴眼镜如何矫正屈光不正

近视、远视和散光都可以通过戴眼镜得到矫正。不戴眼镜看不清，戴上眼镜就能看清楚了，这是为什么呢？

近视眼看不清，是因为平行光线进入眼内，在视网膜前形成焦点，视网膜上成像是模糊的。

在眼前放置一个凹透镜片，使光线先散开再进入眼内，焦距变长，就聚焦于视网膜上了。

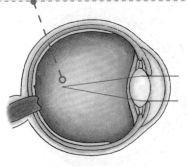

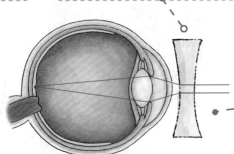

远视眼是光线聚焦于视网膜后了。

在眼前放置一个凸透镜片，使光线先聚合再进入眼内，焦距变短，就聚焦到视网膜上了。所以远视矫正镜片是凸透镜片。

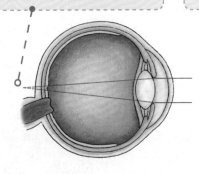

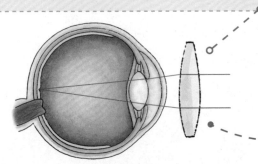

散光是光线聚焦在视轴**前后不同**的位置上。在眼前放置散光镜片，镜片不同径线上的屈折力不同，这样就使外界光线进入眼内能聚焦于同一个视网膜焦点上。散光矫正镜片又称为柱镜片。

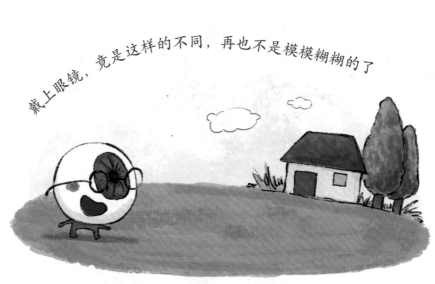

戴上眼镜，竟是这样的不同，再也不是模模糊糊的了

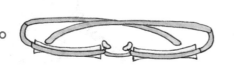

凹透镜片

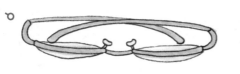

凸透镜片

她在做什么？

_____

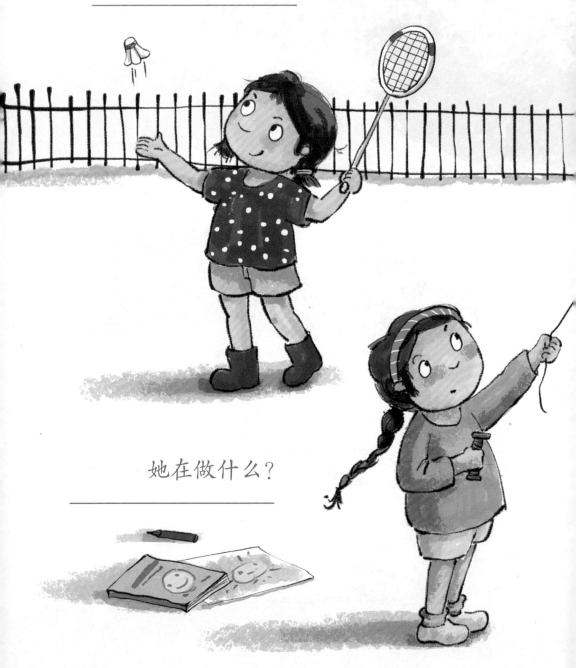

她在做什么？

_____

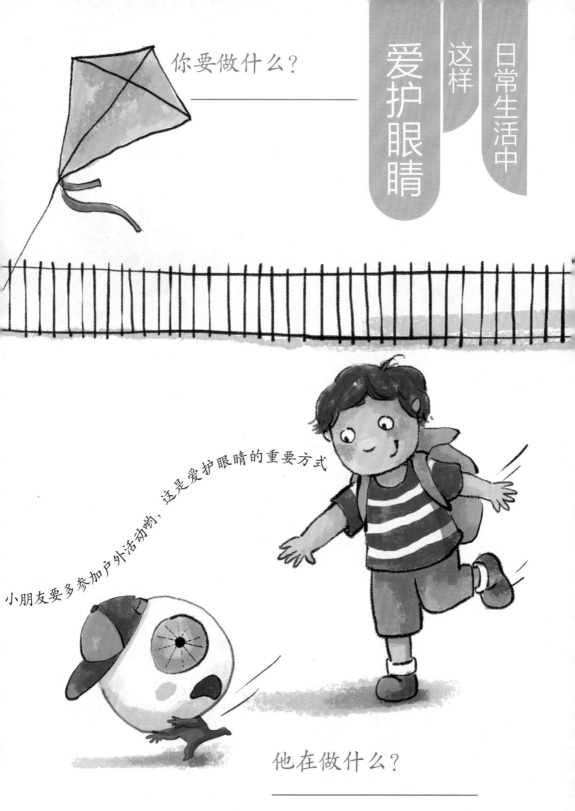

你要做什么？

————————————

小朋友要多参加户外活动哟，这是爱护眼睛的重要方式

他在做什么？

————————————

近视眼其实是人类进化、适应环境
的一种表现。远古人需要通过狩猎
来获取食物，寻找、跟踪、瞄准和
射杀动物都需要好眼力，视力不好就会
被饿死，基因也不能遗传下去。那时候
没有近视眼。

随着时代进步，人类不再以狩猎为生，视力不好也不会饿死。
室内活动增多，看书写字增多，人类基因也在适应环境的
过程中一点点改变，近视眼基因也被遗传了下来。
城市中高楼大厦林立，室外活动空间减少，阅
读时间延长，加上电子屏幕的普遍使用，
近视的人就越来越多了。

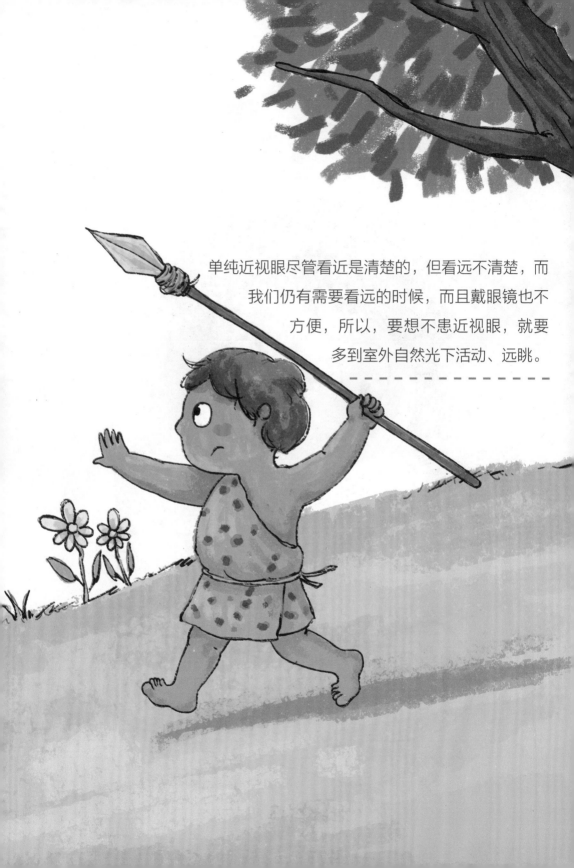

单纯近视眼尽管看近是清楚的，但看远不清楚，而我们仍有需要看远的时候，而且戴眼镜也不方便，所以，要想不患近视眼，就要多到室外自然光下活动、远眺。

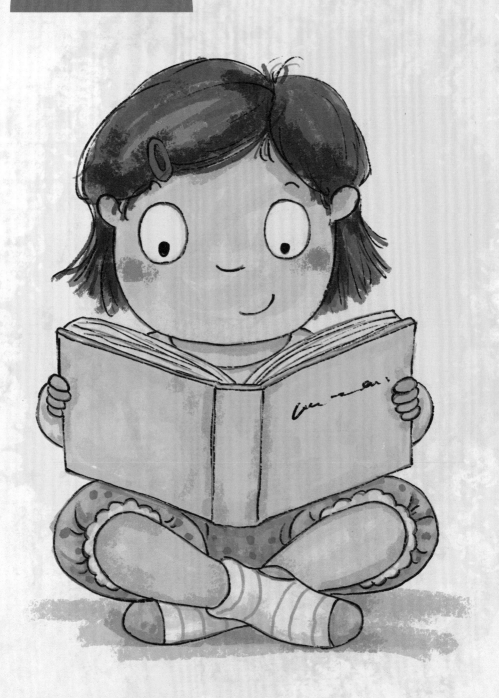

近视分真假，
别让假性近视变成真性近视。

第四章

近视知多少

远视储备是预防近视的
有力武器。

近视眼是怎样表现的

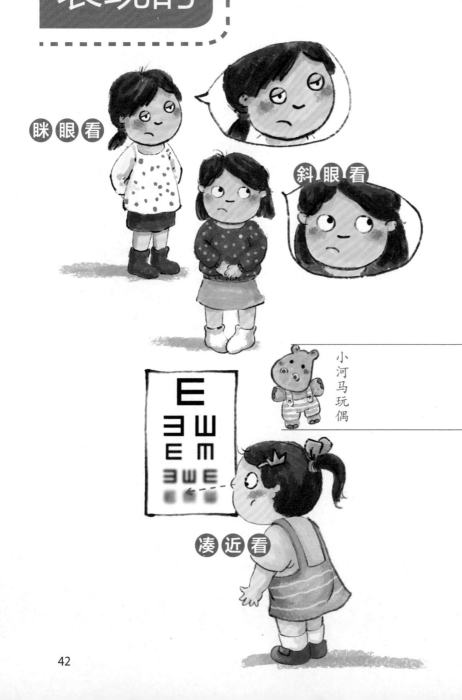

眯眼看

斜眼看

小河马玩偶

凑近看

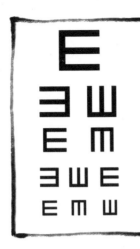
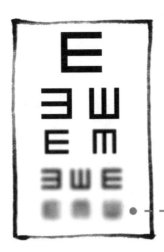

近视眼
看远处视力表
有些不清楚。

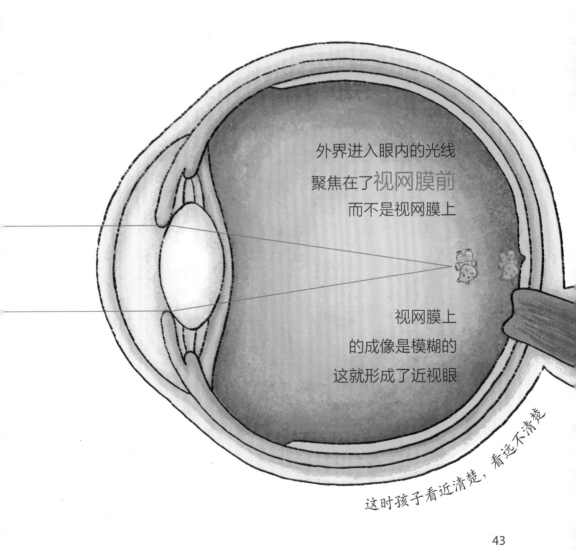

外界进入眼内的光线
聚焦在了视网膜前
而不是视网膜上

视网膜上
的成像是模糊的
这就形成了近视眼

这时孩子看近清楚，看远不清楚

什么是假性近视

孩子的视力下降了，是患了真性近视，还是假性近视呢？真性近视前面已经讲过，假性近视又是怎么回事呢？

所谓假性近视，其实是调节性近视，是持续看近过度造成的。睫状肌持续紧张不能松弛，晶状体不能变薄，就导致看远不清晰了。经过充分望远休息后，可以得到缓解。

日常生活中最有效的缓解方法就是让眼睛充分休息、放松，多到户外望远。家长要注意，经常处于假性近视状态容易变成真性近视。

看远处的时候

变薄

睫状肌处于放松状态

晶状体悬韧带拉紧，晶状体变薄，以利于看远。

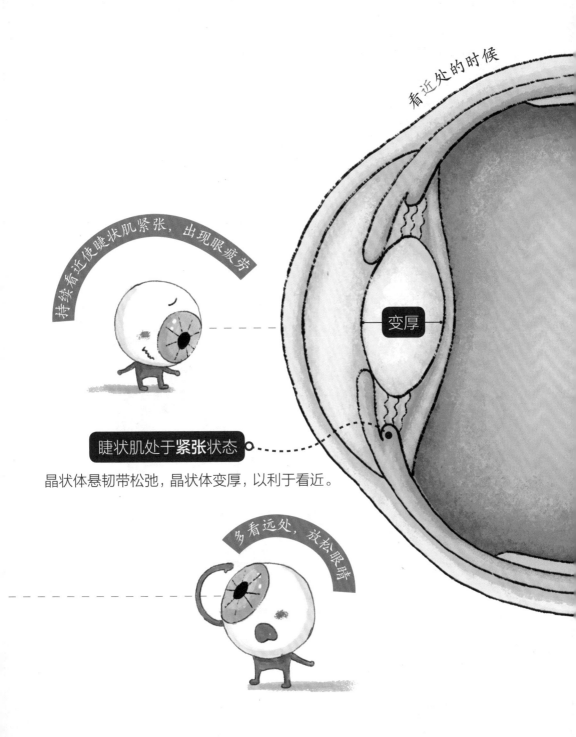

看近处的时候

持续看近使睫状肌紧张，出现眼疲劳

变厚

睫状肌处于紧张状态

晶状体悬韧带松弛，晶状体变厚，以利于看近。

多看远处，放松眼睛

如何区分
真假近视

区分真假近视并不难，到医院做个散瞳验光检查就知道了。

散瞳使睫状肌麻痹放松后，假性近视就消失了。

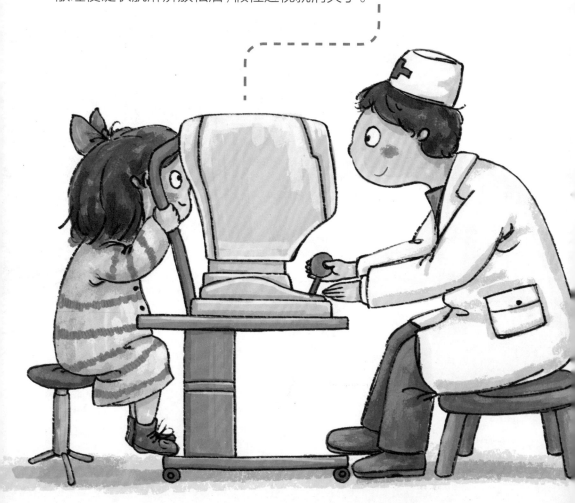

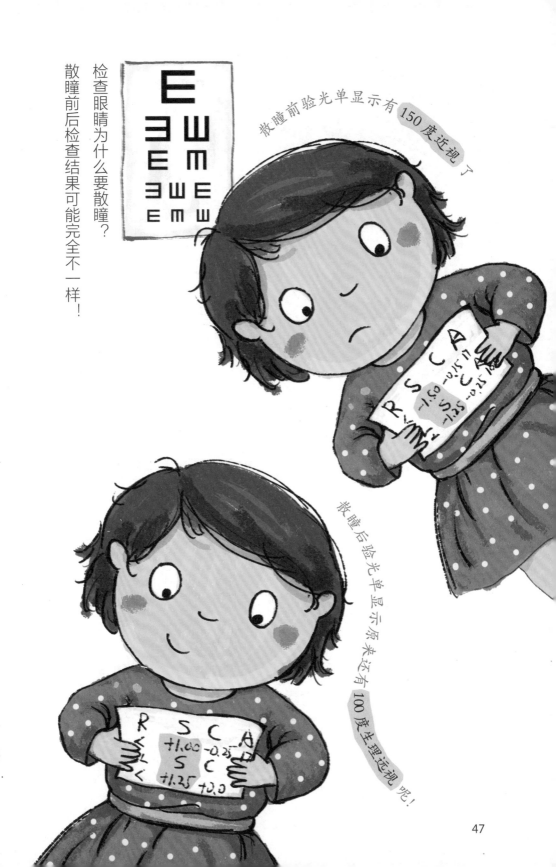

检查眼睛为什么要散瞳？

散瞳前后检查结果可能完全不一样！

散瞳前验光单显示有 150 度近视了

散瞳后验光单显示原来还有 100 度生理远视呢！

47

远视储备
是什么

正常情况下，孩子刚出生时一般都有 +2.00D~+3.00D 的远视。

随着眼球的增长，远视度数会逐渐降低，最终在10岁左右消失。这种程度的远视不会影响视力正常发育，所以称为生理性远视，又称为远视储备。

有多少远视度数，就意味着有多少远视储备。远视储备是预防近视的有力武器。

孩子出生后远视储备少，或者在生长发育过程中，生理性远视消失过早，就容易患近视眼。这与家族遗传、不良的用眼习惯、户外活动少、近距离用眼过多有关。远视储备的多与少是由基因决定的，无法人为增加，在成长过程中只会逐步减少。

多到户外沐浴自然光，减少近距离用眼并远离电子屏幕，就会减少对远视储备的消耗，减少患近视眼的机会，也会减缓近视眼的发展速度。

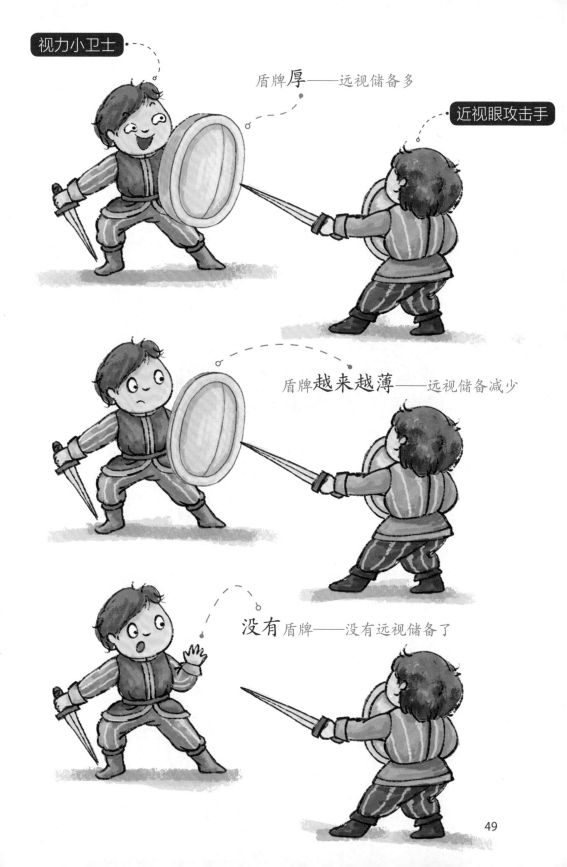

49

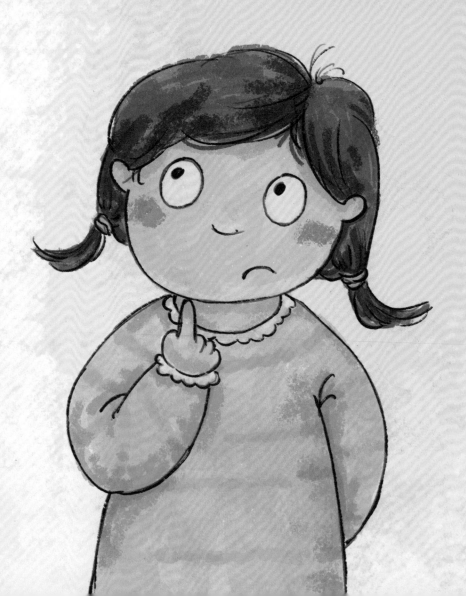

近视眼不能治愈，
但近视的进展可以减缓。

第五章

近视了怎么办

配眼镜时，
选择眼镜架、眼镜片、度数
都有讲究。

近视眼
能治愈吗

真性近视是**不能治愈（消失）**的。

近视形成的主要原因是**眼轴变长**了。

已经变长的眼轴是**缩不回去**的。

就像我们个子长高了，就不能再变矮了。

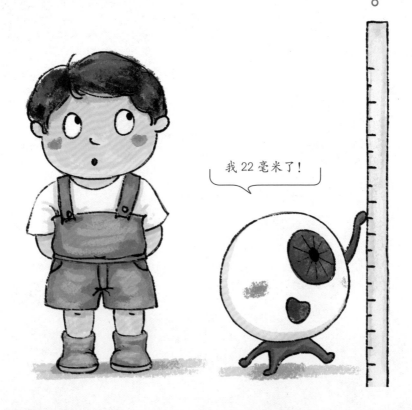

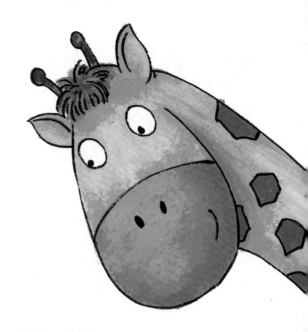

近视一旦发生
就不会消失了。

近视眼要通过戴矫正眼镜，才能看
清远处的东西，这叫作光学矫正。

我24毫米了！

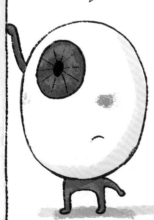

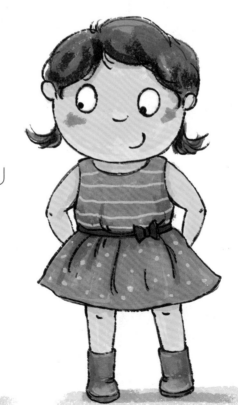

近视
需要
戴眼镜

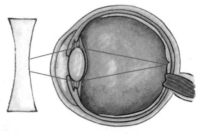

普通框架眼镜的
单光镜片、双焦、多焦镜片

基本原理都是通过凹透镜发散入眼光线而使视网膜成像清晰，
保持视网膜成像清晰有利于控制近视的进展。

儿童睫状肌力量强，不容易放松，**不散瞳**验光就**查不出**眼睛真实的屈光度，也不能区分真假近视。

散瞳验光，是用**睫状肌麻痹剂**点眼，使睫状肌**彻底放松**，以检测出真实的屈光度。

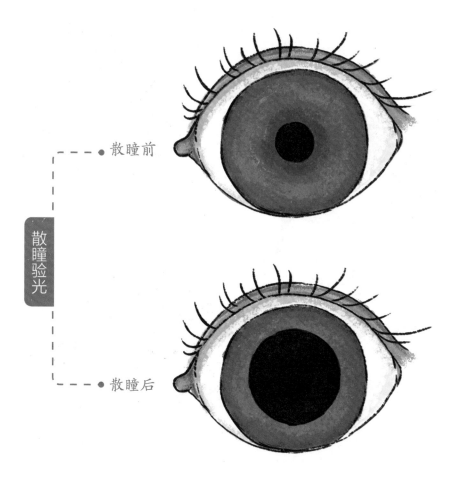

散瞳验光

●--- 散瞳前

●--- 散瞳后

如何正确配眼镜

眼 镜 架

大小合适，眼睛居于镜片中心，
轻巧结实、不下滑，
鼻梁和耳朵没有不适。

眼 镜 片

透明、清晰度好，轻薄、耐磨。

怎样选择眼镜 ❓

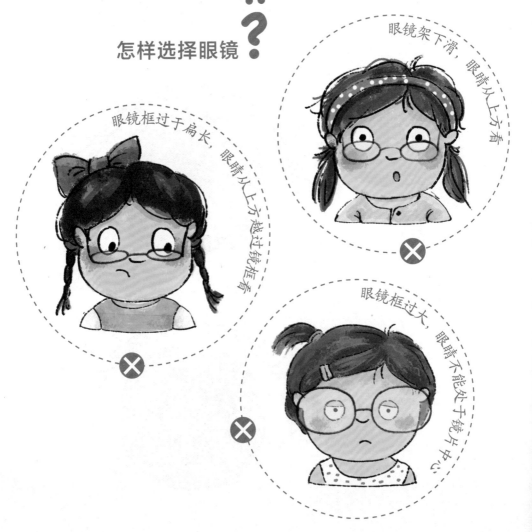

眼镜架下滑，眼睛从上方看 ❌

眼镜框过于扁长，眼睛从上方越过镜框看 ❌

眼镜框过大，眼睛不能处于镜片中心 ❌

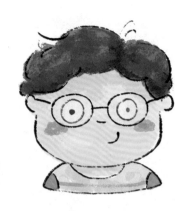

怎样选择配镜度数

散瞳验光得到的真实屈光度,是配镜的依据。

不以看视力表的行数作为配镜依据。

医生或验光师要依据真实屈光度,结合有无斜视,给出配镜处方。所以,儿童配镜要去正规的医疗机构做验光检查。

儿童要配戴防蓝光眼镜吗

不用,自然光中的蓝光是有益蓝光。电子产品的蓝光符合安全要求,一般生活中使用不会造成伤害。

一些减缓近视进展的方法

科学家已经发现了一些可以减缓近视进展的方法。

效果较好的有以下几种：

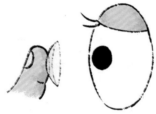

角膜塑形镜（俗称OK镜）

主要为夜间睡眠时配戴，通过特殊形状和压力进行角膜塑形，使孩子白天不戴眼镜也能视物清晰，通过**角膜塑形**，有一定减缓近视进展的效果。

> ❗ 由于这种眼镜片是直接贴在角膜上的，摘戴和清洗都有严格要求，还要注意环境及手部卫生，不然有角膜感染的风险。

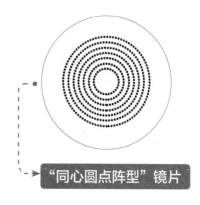

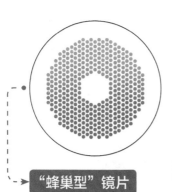

"蜂巢型"镜片

近视离焦设计镜片

通过特殊设计，使镜片视觉中心为实际
近视屈光度，周边低于中心屈光度数，
形成周边近视离焦效应，有一定减缓近
视进展的作用。

- -

低浓度阿托品滴眼液点眼

低浓度阿托品滴眼液点眼，被证实具
有一定减缓近视进展的作用。

虽然机理尚不明确，但并非是麻痹睫
状肌而起到的作用。

还有其他一些方法可能也有效。选择
哪种方法减缓近视进展，需要听医生
的建议。

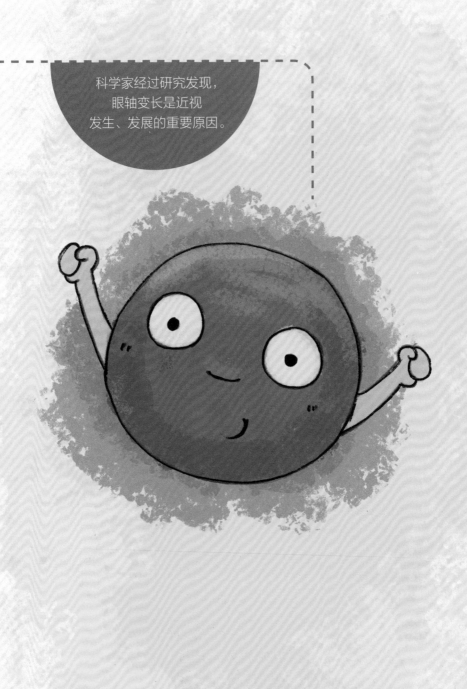

科学家经过研究发现，
眼轴变长是近视
发生、发展的重要原因。

如何阻止
眼轴过度增长，
就成为预防近视的关键环节。

研究发现，
有些物质对阻止眼轴的增长
有作用。

第六章

近视如何预防？

已经证实，
户外自然光就可以起到
防止眼轴过度增长，
预防近视的作用。

神奇的
多巴胺

人眼视网膜内有一种物质叫多巴胺。研究发现，它可能是**阻止眼轴过度增长**的重要物质之一。

多巴胺的合成和释放都**依赖阳光**，光照**越强**，多巴胺释放量**越大**。

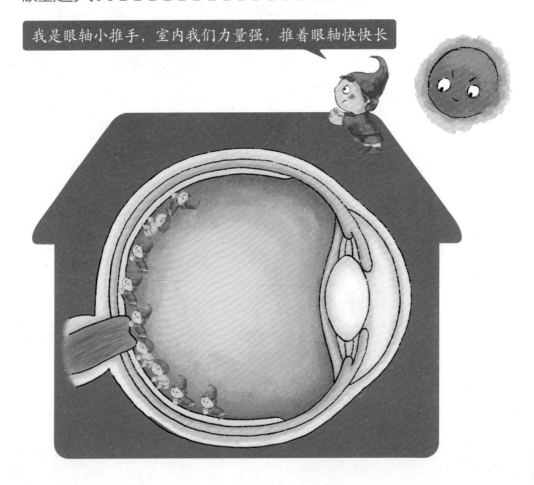

我是眼轴小推手，室内我们力量强，推着眼轴快快长

- 室内光线明显比户外自然光强度弱。

- 光线充足的室内光强度通常不超过 500~600 勒克司 (光照度的计量单位)。

- 晴朗夏日，在树荫下戴着太阳镜所能感受的光强度也会有 10000 勒克司。

- 即使阴天没有太阳，在户外散步接受的光照强度也不少于 20000 勒克司。

- 室内光照不足，视网膜多巴胺合成释放减少，眼轴容易增长，近视产生的概率增大。

多到户外沐浴自然光，多巴胺合成释放增多，就可能减少眼轴的增长和近视的发生。

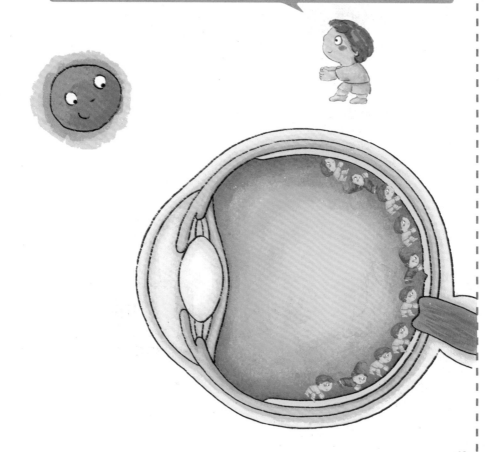

光线
对眼睛的
影响

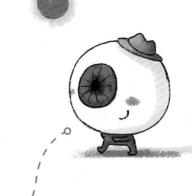

户外自然光明显比室内光线强，
有利于促进视网膜多巴胺的合成和释放。

强光之下，瞳孔 缩小 ，景深加深，模糊减少，周边视网膜远视
离焦减少，有利于抑制近视的发生。

有研究发现，每周户外活动不足 5
小时的儿童比户外活动超过 15 小
时的儿童,患近视的风险高约 3 倍。

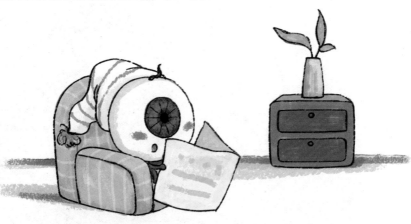

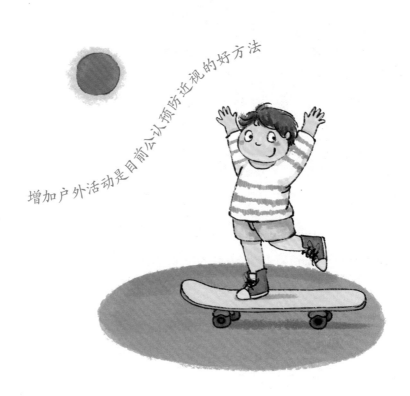

增加户外活动是目前公认预防近视的好方法

● 有研究发现，户外活动时间是近视发生的唯一强相关因素，有研究建议儿童每天至少在 10000 勒克司的自然光下停留 3 小时，这样有利于预防近视。

● 儿童要保证白天 2 小时以上的户外活动，可减少近视发生，减缓近视进展。

我们要一起控制用眼时间

长时间室内阅读，睫状肌持续收缩，容易产生视疲劳。

长时间近距离阅读可能促进假性近视出现，并可能过度消耗远视储备。

建议儿童缩短近距离阅读时间，读书 15~20 分钟，就要停下来远眺 **6 米之外至少 20 秒**，使睫状肌得到放松和休息。

年龄越小，近距离用眼时间要越短，需要户外休息活动的时间越长。

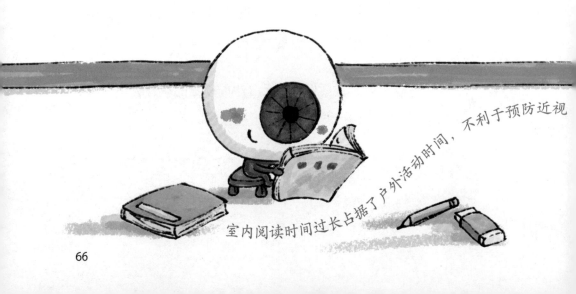

室内阅读时间过长占据了户外活动时间，不利于预防近视

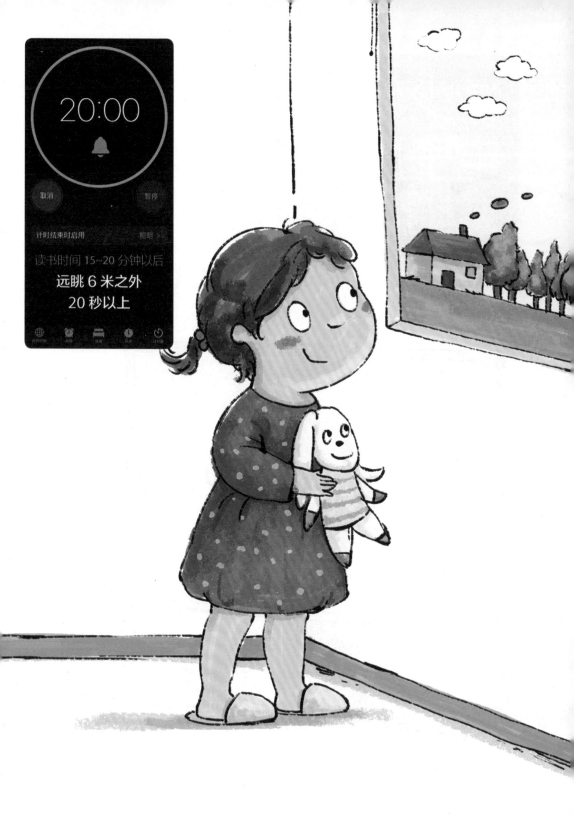

20:00

🔔

取消　　　　　暂停

计时结束时启用　　　照明 ＞

读书时间 15~20 分钟以后
远眺 6 米之外
20 秒以上

减少使用电子屏幕

3岁前
不使用电子屏幕

4~5岁 每日 1 次
不超过 20 分钟

6岁 最多每日 2 次
一次不超过 30 分钟

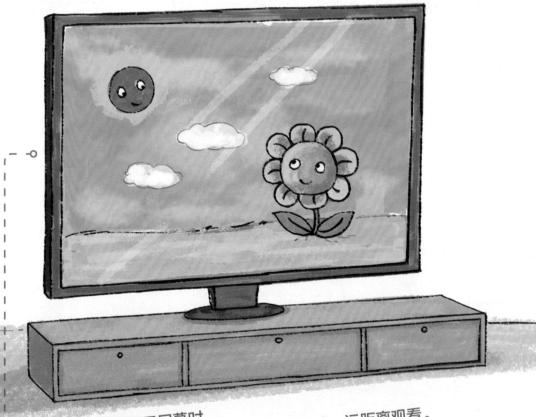

必须使用电子屏幕时，优先选择大屏幕、大字体、清晰度高的，远距离观看。

电子屏幕色彩鲜艳、画面灵动闪烁，更容易导致视疲劳。画面**吸引**孩子盯视更长时间，这样会增加近视眼发生的概率。

正常眨眼平均每分钟 17 次，眨眼可以促进泪液分泌并湿润眼球。看电子屏幕**眨眼次数**明显减少，容易造成眼干，并加重**视疲劳**，引起眼部不适，频繁眨眼等。

因此，年龄越小，越应该远离电子屏幕。

观看电视时，房间不能太暗，不建议拉上窗帘使房间变暗。

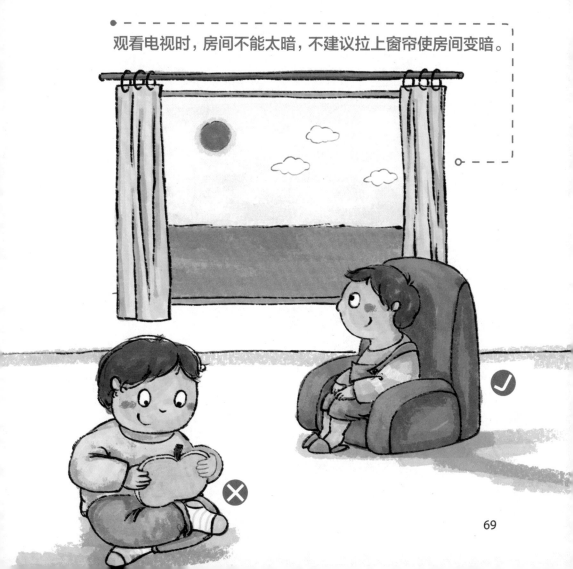

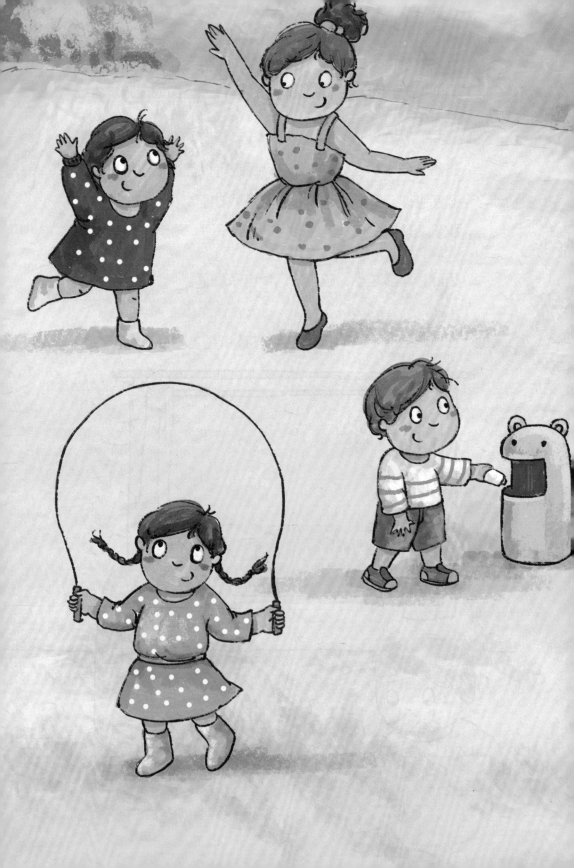

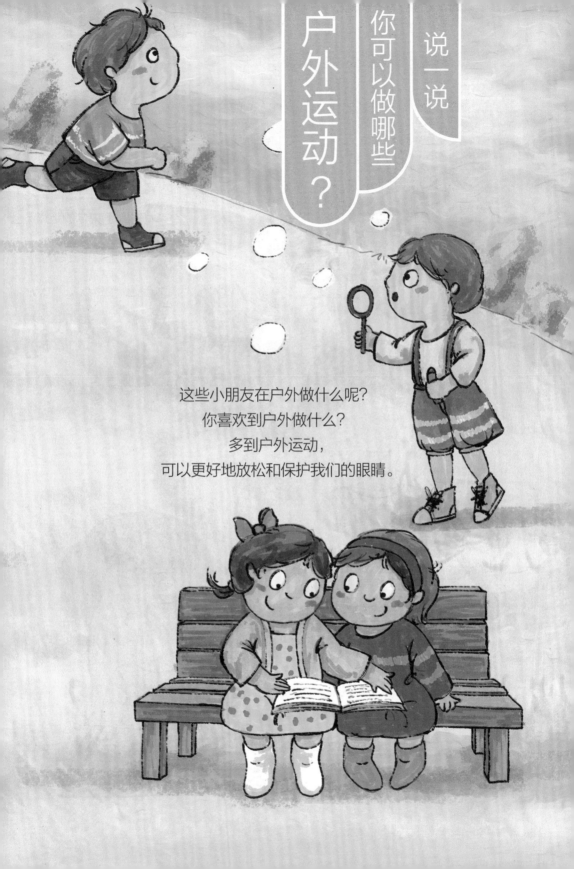

这些小朋友在户外做什么呢？

你喜欢到户外做什么？

多到户外运动，

可以更好地放松和保护我们的眼睛。

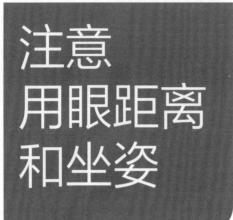

注意
用眼距离
和坐姿

1拳 （胸口到书桌的距离）

1尺 （眼睛到书本的距离）

1寸 （指尖到笔尖的距离）

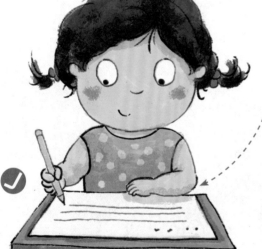

握笔姿势要正确。
握笔姿势不正确，手指紧捏笔尖，
或者大拇指遮住笔尖，
小朋友就不得不歪头侧脸写字了。

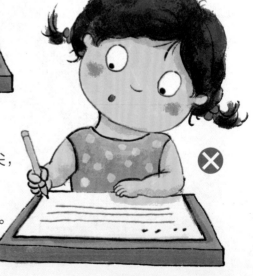

小朋友读书、写字离书本、桌子距离越近，
　越需要睫状肌更大程度地收缩，
　容易出现视疲劳和促进近视发生。

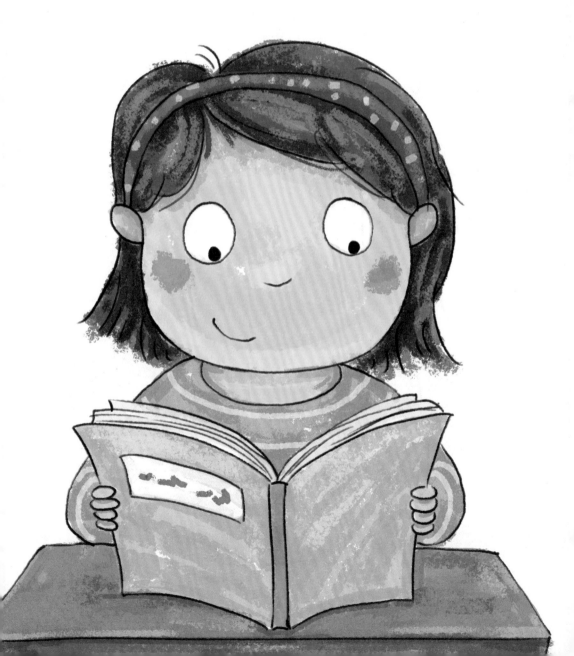

它们都会影响眼睛

书本字体　书本字体及写字的字体都宜大不宜小。书本字体小、
- - - - - - - 模糊，会让小朋友凑得更近。选择图书要注意色彩
柔和，字体图画清晰。书本纸面应接近自然色，反光不要太强。

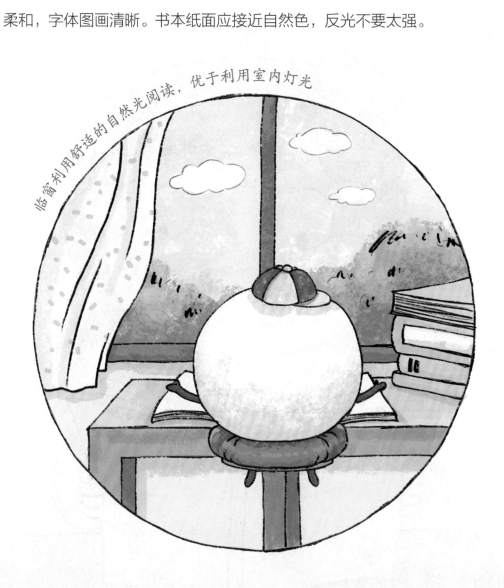

临窗利用舒适的自然光阅读，优于利用室内灯光

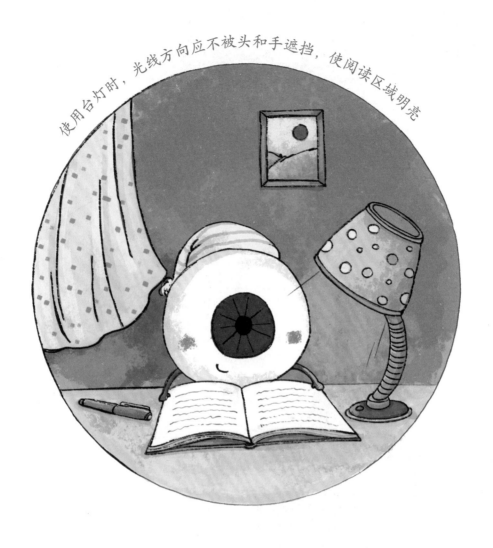

使用台灯时，光线方向应不被头和手遮挡，使阅读区域明亮

光线 室内光不如室外自然光，室内光线明亮
– – – – 比昏暗好。临窗利用舒适的自然光阅
读，优于利用室内灯光。晚上阅读宜选择明亮柔
和、不闪烁、不刺眼的暖光灯。使用台灯时，光
线方向应不被头和手遮挡，使阅读区域明亮。

护眼生活方式

饮食 很多维生素、矿物质、有益脂肪酸、
- - - - 蛋白质及其他营养素都是眼
睛需要的物质，其中一
些必须通过膳食摄入。
均衡饮食是获取这
些物质的最好方法。

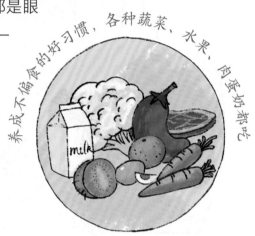

养成不偏食的好习惯，各种蔬菜、水果、肉蛋奶都吃

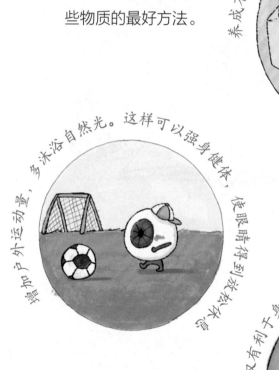

增加户外运动量，多沐浴自然光。这样可以强身健体，使眼睛得到充分休息

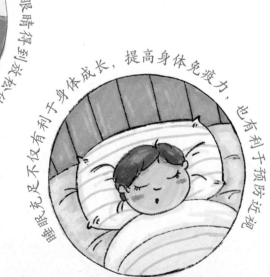

睡眠充足不仅有利于身体成长，提高身体免疫力，也有利于预防近视

生活习惯
- - - - - - -

增加**户外运动**，多沐浴自然光。强身健体，使眼睛得到放松和休息。**睡眠充足**不仅有利于身体成长，提高身体免疫力，也有利于预防近视。睡眠不佳是近视发生和进展的危险因素之一。**勤洗手**，不用脏手揉眼睛。防止眼睛感染细菌、病毒和碰到过敏原。

减少使用电子屏幕的时间。在沙滩、滑雪场等环境遇到强光时，注意**戴墨镜**保护眼睛，避免紫外线损伤。注意预防**眼外伤**。

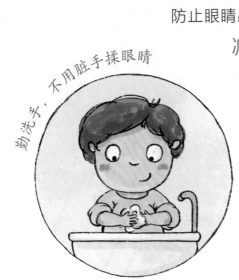

勤洗手，不用脏手揉眼睛

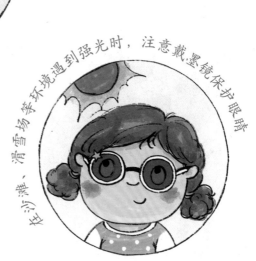

在沙滩、滑雪场等环境遇到强光时，注意戴墨镜保护眼睛

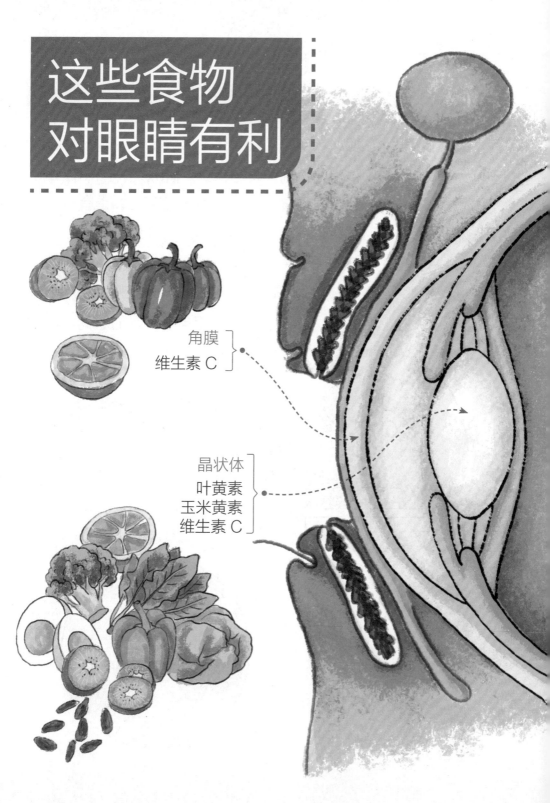

这些食物
对眼睛有利

角膜
维生素 C

晶状体
叶黄素
玉米黄素
维生素 C

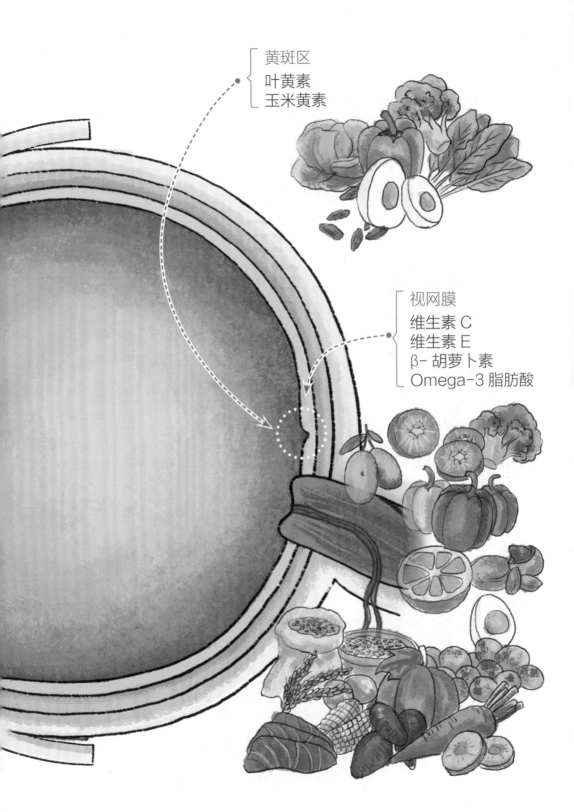

黄斑区
叶黄素
玉米黄素

视网膜
维生素 C
维生素 E
β- 胡萝卜素
Omega-3 脂肪酸

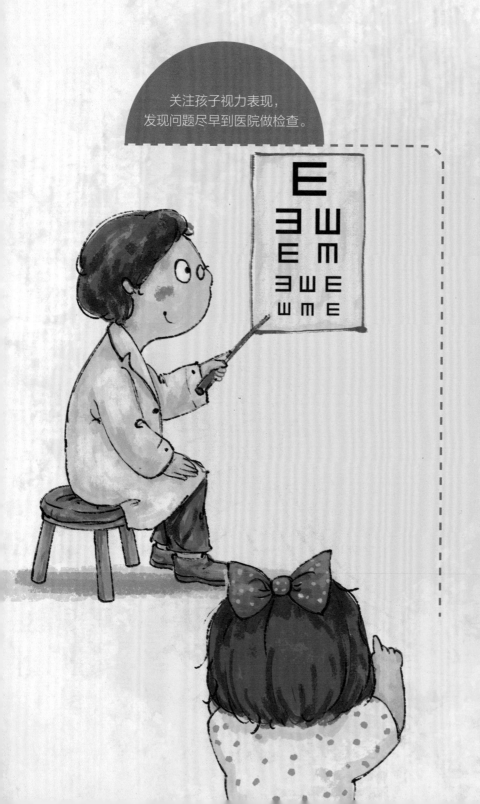

关注孩子视力表现，
发现问题尽早到医院做检查。

定期进行
视力和眼病筛查
是尽早发现视力问题的好方法。

小儿眼科医生
有很多办法给孩子检查和诊断

第七章

尽早发现视力问题

尽早发现问题处理，
对小朋友视力发育很重要。

视力异常的表现

如果爸爸、妈妈发现或者怀疑孩子有以下视力异常的表现，一定要带孩子尽早找专业的小儿眼科医生检查，发现问题尽早干预。

视力问题不仅是眼睛的问题，还会影响孩子心理、认知、运动等多方面的发育。

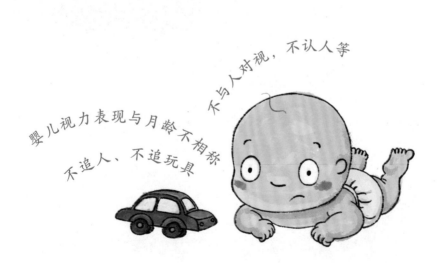

婴儿视力表现与月龄不相称

不追人、不追玩具

不与人对视，不认人等

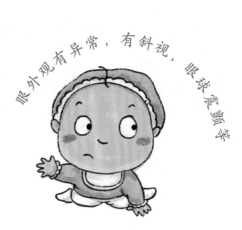

眼外观有异常，有斜视，眼球震颤等

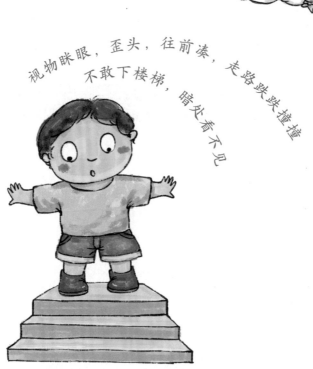

视物眯眼，歪头，往前凑，走路跌跌撞撞
不敢下楼梯，暗处看不见

如果孩子有比较明显的视力异常，爸爸、妈妈细心观察可以及时发现。但有的视力异常，爸爸、妈妈很难发现，定期做视力检查和眼病筛查，就可以尽早发现视力问题。

定期检查
视力和眼睛

扫码获取
李晓清医生的护眼视频课

时间	内容
满月或 42 天访视	外观和追随，红光反射
3 个月访视	外观和追随，红光反射
6 个月	外观、眼位、屈光筛查、红球试验，追随运动，评估视力
12 个月	外观、眼位、屈光筛查、红球试验，追随运动，评估视力
2 岁	眼外观、视力、眼位、屈光筛查。必要时检查眼底
3 岁	眼外观、视力、眼位、屈光筛查。必要时检查眼底
4 岁	眼外观、视力、眼位、屈光筛查。必要时检查眼底
5 岁	眼外观、视力、眼位、屈光筛查。必要时检查眼底
6 岁	眼外观、视力、眼位、屈光筛查。必要时检查眼底

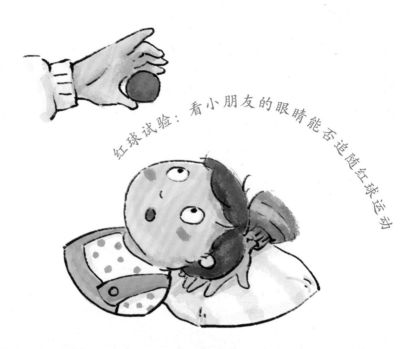

红球试验：看小朋友的眼睛能否追随红球运动

项目	方法和工具
视力	0~2岁使用条栅视力卡；2~4岁使用图形视力表；4岁以上使用 E 字母视力表
检查角膜、前房、瞳孔和晶状体	使用手持裂隙灯或台式裂隙灯
检查眼位和眼球运动	使用手电聚光灯及遮眼板
散瞳验光	使用手持检影镜，可以在婴幼儿熟睡中进行
眼底检查	散瞳后使用手持眼底镜或眼底照相机
眼轴测量	AB 超或各种生物测量仪
角膜形状	角膜地形图或各种生物测量仪

散瞳药的使用方法

散瞳验光是一项对儿童眼病和视力问题特别有帮助的检查。

儿童散瞳验光的点眼方法

❶ 散瞳验光使用的药物是睫状肌麻痹点眼剂，有药物作用强、恢复慢的阿托品眼膏，也有药物作用略弱、恢复快的复方托吡卡胺滴眼液和盐酸环喷托酯滴眼液。

❷ 儿童年龄越小调节力越强，越需要使用强力的睫状肌麻痹剂，所以6岁以内推荐使用0.5%~1%阿托品眼膏点眼3~7天，做"慢散"。6岁以上没有内斜视的儿童可以使用复方托吡卡胺、盐酸环喷托酯滴眼液等药物点眼，做"快散"。

❸ 点眼时，轻拉下眼睑，与眼球之间形成缝隙，把眼膏或药水点进这个缝隙内，点药位置偏向外眼角这一侧。两眼各点一滴。轻提关合上下眼睑，用纸巾擦净眼边外溢的眼药，两手食指放在内眼角与鼻根部之间，压迫泪囊区，点阿托品眼膏后持续压迫5~8分钟，点快散眼药水后持续压迫2~3分钟，减少药物经泪道由鼻黏膜吸收入全身。

❹ 点这些眼药后由于瞳孔散大，会造成畏光、视物模糊的现象，看近模糊更明显。但是药物作用经过一段时间就会消失，伤害不大。

❺ 使用阿托品眼膏点眼后2~3小时内，可能出现脸潮红、口干、偶有低热的情况，点眼后按压好泪囊区，多喝水，一般不会很严重，1~2小时大多会消退。

❻ 给幼儿点阿托品眼膏，可以每天只点眼一次，连续点眼 7 天，可在小朋友睡熟以后点眼，这样比较容易点进去。家长可以把眼膏瓶攥在手心里焐到与体温近似，这样点眼时小朋友不容易受冰凉刺激惊醒。

- -

注意，眼药要按照医嘱点够次数，并于点完的次日完成验光检查，不能耽搁。

- -

散瞳验光 是一项非常重要的检查，14 岁以下儿童通过散瞳验光才能获得准确屈光度，才能区分真假近视，所以不可轻视哟。

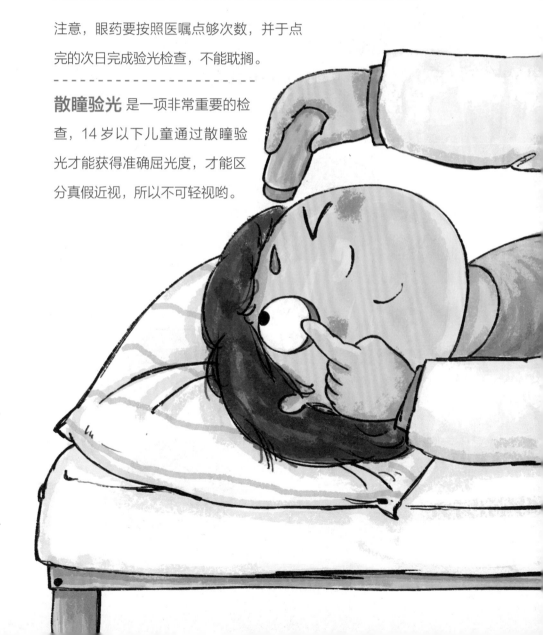

斜视与弱视

斜视

斜视和弱视是影响 0~6 岁儿童视力发育最常见的眼病。斜视是两眼视轴不对称，一只眼向前方注视时，另一只眼出现偏斜。斜视可能引起弱视，还会造成双眼立体视功能不良（没有立体感，不能分辨深浅）。

很多垂直（上、下）斜视，还会造成脸颊不对称和脊柱侧弯畸形，有些斜视需要尽早干预治疗！

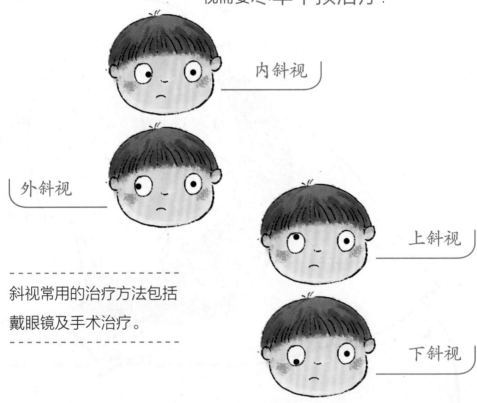

内斜视

外斜视

上斜视

下斜视

斜视常用的治疗方法包括戴眼镜及手术治疗。

弱视

儿童在视觉发育期内，由于一些特定的原因，导致视力发育受到干扰，造成视力水平达不到同龄人正常水平的情况，这就是弱视。大多数为单眼弱视，也有双眼弱视的情况。

- -

弱视常见的原因有：斜视、屈光参差、高度屈光不正、形觉剥夺（先天性白内障、上睑下垂等）

- -

弱视的治疗时机很重要，要尽早检查，越早干预治疗效果越好！

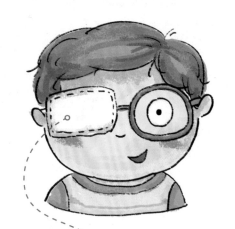

弱视常用治疗方法

❶ 首先去除形觉剥夺，比如摘除白内障。

❷ 散瞳验光，配戴合适的眼镜。

❸ 每天 遮盖好眼 一定时间，用弱视眼看东西。

❹ 选择一些训练方法促进弱视眼使用。

- -

我们可以通过以上方法使弱视治愈或得到改善。

其他儿童常见眼病

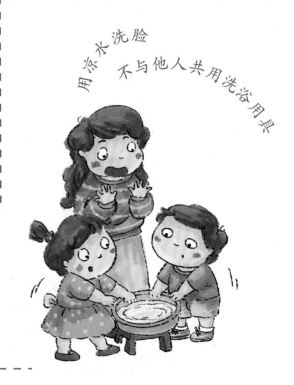

用凉水洗脸

不与他人共用洗浴用具

结膜炎

有什么表现　眼磨疼或者眼痒，眼睛发红，早晨起来有黄的或白的眼分泌物。其中有一种传染性的急性结膜炎又称"红眼病"，通常为急性发病，症状较重。

如何治疗　使用敏感的抗生素滴眼液和眼膏局部点眼抗菌消炎。一般白天点眼药水，晚上睡觉前点 1 次眼膏。疗程7~10 天。

如何护理　温热环境有利于细菌繁殖，不利于治愈结膜炎，所以要用凉水洗脸。点眼药前后要注意洗手。日常生活中洗浴用具要分开使用并勤晒太阳以杀菌，避免互相传染。

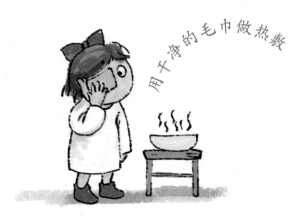

用干净的毛巾做热敷

麦粒肿

有什么表现　　眼皮表面靠近睫毛处起的小包，红、肿、疼，严重的中间还会冒出小脓点，甚至溃破流脓，俗称针眼。

如何治疗　　　通过局部热敷、抗生素涂抹或者口服抗生素，炎症较轻的麦粒肿会消失痊愈。炎症较重的，包内出现积脓，需要去医院切开引流，也可能会自行溃破流脓。脓液出来后小包会逐渐消失。

如何护理　　　用干净的毛巾做热敷，一旦脓液流出，要用无菌棉球或纱布清理后，去医院就医。

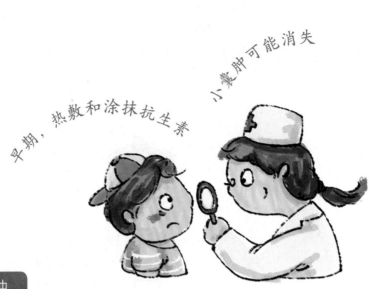

早期，热敷和涂抹抗生素，小囊肿可能消失

霰粒肿

有什么表现 长在眼皮里面的一种小包，皮肤仅轻微隆起，颜色很少有改变，也没有红、肿、疼。等到发现时，小包可能已经悄悄存在好几个月了。

如何治疗 如果没有继发感染，可能没有任何不适。但是如果出现继发感染，也可以像麦粒肿一样出现红、肿、热、痛，甚至溃破流出脓血。因为小囊肿内部有肉芽组织，炎症消退后，小肿物往往还会继续存在，需要手术摘除。发病极早期时，通过热敷和涂抹抗生素，极少数小囊肿可以消失。

如何护理 注意保持局部皮肤干净，如果出现继发感染，要及时就医，不要自行挤压，防止感染扩散。

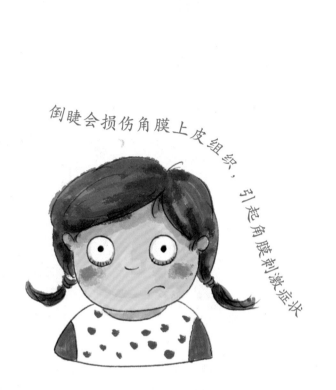

倒睫会损伤角膜上皮组织，引起角膜刺激症状

倒睫

有什么表现　眼睛怕光、睁不开，经常流泪，白眼球发红，下眼睑睫毛有一些贴在眼球表面，这就是下睑内翻倒睫的表现。表现明显的，爸爸、妈妈自己就能发现，有些比较隐秘，需要医生检查后才能诊断。

如何治疗　睫毛摩擦角膜会损伤角膜上皮组织，引起角膜刺激症状，时间长了还会影响角膜的透明度，甚至引起角膜感染。所以，倒睫要进行处理。轻症可以经常按摩下拉眼睑，并点人工泪液等润滑剂减轻角膜损伤。严重的需要手术矫正。

如何护理　爸爸、妈妈很难判断倒睫对角膜的损伤程度，所以发现倒睫后要及时看小儿眼科医生。

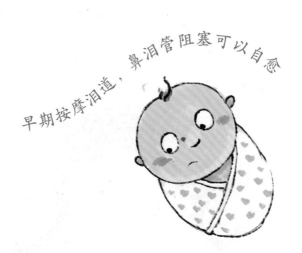

早期按摩泪道，鼻泪管阻塞可以自愈

鼻泪管阻塞

有什么表现　有的宝宝出生后不久，眼睛经常"泪汪汪"的，还经常有黏脓性眼分泌物。点抗生素眼药水治疗后有好转，但停药即反复。这种情况有可能是鼻泪管阻塞，严重的还会在鼻根部出现红肿小包，即新生儿泪囊炎。

如何治疗　鼻泪管阻塞半岁之内自愈的可能性大一些。早期，爸爸、妈妈可以在医生的指导下，学习泪道按摩的方法，促进鼻泪管阻塞自愈。如果半岁后仍然没有缓解，可以到医院做泪道冲洗探通。如果小朋友存在泪道结构异常，可能需要手术处理。

如何护理　新生儿泪囊炎需要及时去医院处理，切不可自行挤压，以免感染扩散。

想和爸爸妈妈交流的几句话

❶ 一些眼病可能有遗传基因的影响，但是很少是显性遗传，而是受多种因素影响，爸爸、妈妈不必为此愧疚。

❷ 近视眼是人类进化、社会发展的产物。随着社会文明程度越来越高，室内活动和近距离用眼的情况必然增多，近视眼也就越来越多。

❸ 引导孩子多到户外运动，缩短持续看近时间；不把电子产品当保姆；和孩子一起营造健康的生活方式。

❹ 孩子是有一定的适应力和耐受力的，检查眼睛时，爸爸、妈妈心态平和地安抚和说服孩子配合，检查往往可以更顺利、更快速地完成。

❺ 孩子生病虽然带来痛苦和麻烦，但也会使孩子的承受力、忍耐力增强，心理变得成熟。爸爸、妈妈可以利用疾病诊治过程，帮助孩子实现身心成长。

建一份
视力发育
档案

❶ 儿童视力、屈光状态、角膜曲率、眼轴长度等都会随年龄增长而变化。视力发育档案可以很好地记录这些成长变化。

❷ 各年龄阶段有相应的正常值范围，但是参考数值并不是只有一个固定数值。

项目	检查时间	年龄
视力		
眼位		
屈光筛查		
角膜曲率		
眼轴长度		

❸ 3 岁视力不低于 0.4, 4~5 岁视力不低于 0.5, 6 岁以上视力不低于 0.7，即达到正常视力范围。

❹ 低龄儿童屈光不正，配镜标准较宽松，比如 1~2 岁没有斜视的儿童，近视高于 450 度、远视高于 500 度、散光大于 250 度再考虑配镜。

❺ 建立屈光档案后，还要在专业的小儿眼科医生指导下，评价各个指标的意义，以及是否干预和如何进行干预处理。

数据	备注

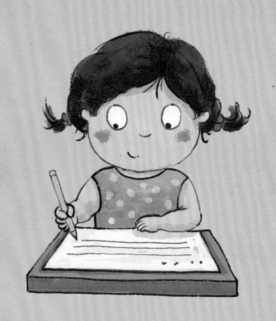